LEÇONS

sur le

CHOLÉRA-MORBUS,

FAITES AU COLLÈGE DE FRANCE,

PAR M. F. MAGENDIE,

REVUES PAR LE PROFESSEUR,

RECUEILLIES ET PUBLIÉES AVEC SON AUTORISATION,

PAR M. EUGÈNE CADRÈS,

Étudiant en médecine, Sténographe-Rédacteur au Moniteur,

ET M. HIPPOLYTE PREVOST,

Sténographe Rédacteur au Moniteur

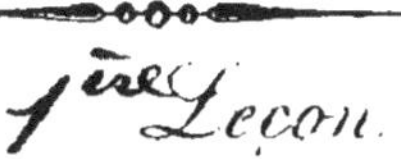

1ère Leçon.

Conditions de la Souscription.

Le cours complet se composera de huit leçons environ, qui, réunies, formeront à peu près un vol. in-8° de 16 feuilles.

Le prix est de. . . . . 5 fr.
Et franc de port par la poste. . . . . 5 75 c.

ON SOUSCRIT A PARIS,

CHEZ MÉQUIGNON-MARVIS, LIB.-ÉDITEUR,
RUE DU JARDINET, N° 13.

MAI 1832.

LEÇONS

SUR LE

CHOLÉRA-MORBUS.

IMPRIMERIE DE PLASSAN ET Cie, RUE DE VAUGIRARD N 15

LEÇONS

SUR LE

CHOLÉRA-MORBUS,

FAITES AU COLLÉGE DE FRANCE,

PAR M. F. MAGENDIE,

REVUES PAR LE PROFESSEUR,

RECUEILLIES ET PUBLIÉES AVEC SON AUTORISATION,

PAR M. EUGÈNE CADRÈS,

Étudiant en médecine, Sténographe-Rédacteur au Moniteur ;

ET M. HIPPOLYTE PREVOST,

Sténographe-Rédacteur au Moniteur.

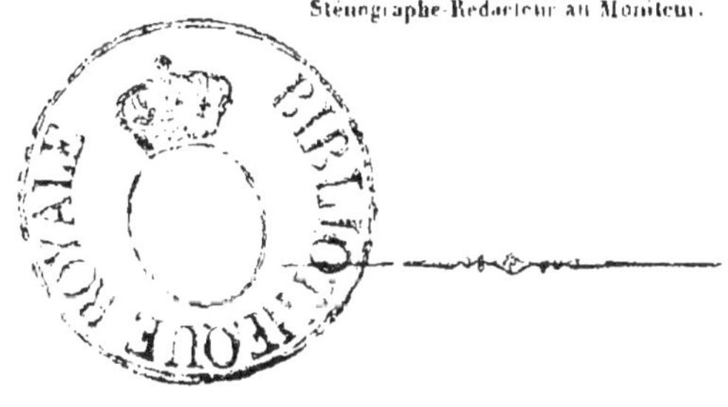

PARIS,

MÉQUIGNON-MARVIS, LIBRAIRE-ÉDITEUR,

RUE DU JARDINET, N° 13.

1852.

COLLÉGE ROYAL DE FRANCE.

CHAIRE DE MÉDECINE.

M. Magendie, professeur

(Second trimestre de 1832.)

Première Leçon

SUR

LE CHOLÉRA-MORBUS.

MESSIEURS,

J'ai terminé le cours du semestre précédent, au moment où le choléra-morbus, en dépit des prévisions et des mesures dites sanitaires, est venu tout-à-coup fondre sur la capitale. Je pris alors l'engagement de vous faire part de toutes les remarques que ce fléau pourrait me fournir, car ma position de médecin de l'Hôtel-Dieu me forçait à le voir de près et à le combattre corps à corps. Je viens aujourd'hui remplir cet engagement autant que les circonstances me le permettent. Mais, n'eussé-je pas fait une telle promesse, pouvais-je, professeur de médecine au Collége de France, me dispenser de rendre publics les résultats que l'épidémie meurtrière qui vient de sévir sur mes concitoyens a offerts à ma considération ? C'est donc pour remplir à la fois une promesse et un devoir, que je ferai quelques leçons sur l'épidémie actuelle.

Si je n'avais écouté que ma disposition particulière, si je m'étais laissé aller au dégoût profond qu'éprouve l'homme d'honneur à la vue de tout ce que le charlatanisme a enfanté à l'occasion du choléra, j'aurais gardé le silence; ma parole ne se serait pas mêlée à celle d'une foule de charlatans du haut ou bas étage qui puisent leurs inspirations soit dans une ignoble cupidité, soit dans un insatiable désir de célébrité, bien affligeant toujours, mais qui l'est plus encore quand il s'exerce au milieu et aux dépens d'une calamité publique. Mais le devoir commande mes impressions, je vais vous parler choléra-morbus.

Vous pressentez, ou plutôt vous êtes certains, si déjà vous avez suivi mes leçons, que j'ai appliqué à l'étude du choléra la marche expérimentale que je suis dans mes travaux depuis plus de vingt ans; cette méthode est seule suivie dans les sciences physiques; elle seule conduit à des données certaines; elle seule enfin convient aux esprits sévères et jaloux des progrès réels de l'intelligence.

Elle a bien quelques inconvénients pour les imaginations vives, et surtout pour le besoin pressant que nous avons d'expliquer ce qui nous frappe et nous intéresse vivement. En effet, en suivant la marche expérimentale, on arrive à quelques résultats, à quelques faits, tantôt isolés et tantôt plus ou moins généraux; mais au-delà d'un certain point on ne peut plus avancer; là est l'ignorance, ou plutôt là est le domaine de la science à venir. Dans une autre méthode, au contraire, qui invente, qui imagine, mais qui abuse et qui trompe, on se représente les choses sous une couleur favorite, sous une forme qui flatte, et on arrive à une croyance qui satisfait au point de transformer des gens sensés en véritables fanatiques. Mais, il faut le dire, vous avez presque autant de ces manières de voir qu'il a d'individus; car telle explication qui s'adapte à un esprit ne convient pas à un autre ou même le révolte. Songez au nombre immense d'explications qu'on a données du choléra depuis qu'il est en Europe. Tant qu'il a régné dans l'Inde, elles ont été fort restreintes. La médecine anglaise est empirique, et je l'approuve : elle s'attache à tracer les symptômes des maladies, et à en chercher les moyens curatifs, elle recueille exactement le nombre des malades et des morts; et il existe, sous ce rapport, des relevés très-précieux dans les archives de l'Angleterre. Vous trouverez dans les ouvrages anglais peu d'hypothèses sur la nature de l'épidémie; plusieurs localités sont désignées comme plus maltraitées; certains voisinages de grands fleuves, quelques grandes inondations, sont signalées comme pouvant être cause d'une maladie qui a de l'analogie avec les fièvres intermittentes pernicieuses; mais point de ces explications ridicules comme on en a vu par centaines depuis que la maladie s'est montrée en Europe.

Rappelez-vous, en effet, tout ce qu'on a dit sur les causes de l'épidémie, depuis l'altération de l'air atmosphérique jusqu'aux animalcules *cholériferes*, et ces mofettes inconnues et mortelles qui s'élancent de la terre, et cette influence du fluide électrique, et ces miasmes transportés par les vents ou par les nuages d'un lieu à un autre lieu, soit qu'ils suivent une progression régulière, soit qu'ils fassent des *sauts* ou des *bonds*, etc., etc., toutes choses entièrement imaginaires. Ce serait mal employer son temps que de s'attacher à montrer le vide et le néant de toutes ces créations d'imaginations actives et crédules; voilà pourtant par quel procédé on peut arriver à se satisfaire, ou à satisfaire quelques esprits qui veulent à tout prix des explications complètes, et qui ne parviennent qu'à être dupes d'eux-mêmes ou des autres.

En se confiant à la marche scientifique ou expérimentale, on ne peut arriver à un tel résultat. Après avoir discuté tous les faits que nous a fournis le choléra, il serait possible que nous dussions avouer franchement que plusieurs des questions les plus graves relatives à l'épidémie sont encore insolu-

bles. Si telles sont nos conclusions, je ne balan-
cerai pas à les émettre hautement : ma mission
n'est pas de vous plaire, mais de vous éclairer,
mais de vous montrer la véritable voie hors de
laquelle les sciences ne peuvent faire aucun pas
certain.

Si de ces considérations générales fort abrégées,
que je tenais cependant à vous présenter, nous
passons à l'étude de l'épidémie, voici comment
je me propose de l'examiner avec vous. D'abord,
j'aurai peu ou point de descriptions à faire de
la maladie, vous l'avez tous vue ; ce que je pourrais en dire ne remplacerait pas certainement
les impressions que vous avez reçues. Si vous
n'aviez pas vu de cholériques, j'aurais beau vous
peindre avec les expressions les plus énergiques,
les plus pittoresques, l'état de ces malades, je ne
produirais pas sur vos esprits ce qu'un seul instant fait naître quand vous avez en face un véritable cholérique.

Quant à cette nuance de l'épidémie qu'on est
convenu à Paris et ailleurs d'appeler *cholérine*,
bornons-nous à l'indiquer comme ayant une existence réelle. Elle constitue plutôt une indisposition qu'une maladie véritable, à moins que le
traitement ne vienne l'aggraver. Car si le médecin semble y donner de l'importance, s'il rend de
fréquentes visites à son malade, s'il le questionne
gravement, lui conseille des saignées et autres re-

mèdes énergiques, possible est qu'une simple indisposition devienne une maladie grave et même
mortelle : on n'en a que trop d'exemples. Mais si
vous vous contentez de ce que le simple instinct
conservateur indique, si le malade ayant un lé-
ger froid est réchauffé, si vous lui faites boire
quelque infusion aromatique, il est certain que la
cholérine est alors une affection légère qui n'entraîne jamais d'accident fâcheux.

Il est toutefois un point de vue sous lequel la cholérine est très-utile à remarquer : elle frappe avec
des formes diverses tous les individus! donc la
cause de l'épidémie n'est pas une cause *transpor-
tée, importée,* c'est une cause générale, qui agit
sur la population entière. Ici se rencontre la preuve
la plus certaine que la maladie qui ravage l'Europe tient à des conditions générales, à des conditions que je n'ai pas la prétention d'indiquer,
mais qui agissent sur tout le monde et quelquefois
même sur les animaux. Il n'en est pas du choléra
comme de la variole ou de la fièvre jaune. Celles-ci
attaquent certains individus et ne touchent point
à d'autres; point de nuance, point de degrés : on
a la variole ou on ne l'a pas. De même pour la
fièvre jaune; elle vous frappe ou elle vous épargne;
elle règne de préférence dans tel lieu pendant que
les lieux voisins en sont constamment exempts.
Enfin, je le répète, elle n'offre pas de ces intermé-

diaires bien tranchés que nous avons observés dans le choléra.

Ainsi, je vous signale l'existence du petit choléra ou de la cholérine comme un fait du plus haut intérêt; car il n'est plus possible après cela qu'on parle de maladies transportées, et surtout que l'on vienne encore mettre en avant l'absurde idée de contagion, idée dont nous ferons bonne justice quand il en sera temps. Maintenant que j'ai dit ce peu de mots sur la cholérine, à laquelle je reviendrai à l'occasion du traitement, je passe à la maladie elle-même.

J'aurai d'abord l'honneur de faire remarquer qu'en désignant l'épidémie sous le nom de choléra, il faut se garder de croire qu'on va rencontrer partout une seule et même forme de maladie. Nous avons observé des différences, et des différences si tranchées entre tel et tel cholérique, qu'on croirait qu'il y a à la fois dans le choléra plusieurs épidémies qui ont marché simultanément; soit qu'on examine la maladie sous le rapport des symptômes, de la rapidité du mal, de sa terminaison fâcheuse, des différentes altérations pathologiques, etc., on trouve les choses les plus opposées.

Voulez-vous parler de l'affection la plus commune, du choléra bleu, froid, spasmodique; voilà sans doute une nuance que tout le monde a vue, sur laquelle on ne peut pas balancer; eh bien, il y a des individus qui sont arrivés dans notre hôpital, et

en assez grand nombre, qui le premier jour n'a-
vaient qu'une indisposition, une légère diarrhée,
une légère envie de vomir, du reste l'esprit sain,
gai, se persuadant eux-mêmes qu'ils n'étaient
que faiblement indisposés ; le jour suivant ils se
sentaient plus faibles, refusaient les aliments ; le
jour d'après ils se sentaient encore plus faibles,
refusaient plus obstinément les aliments, et gra-
duellement, dans l'espace de huit jours, on les
voyait tomber dans un état de prostration tel que
rien n'a pu le faire cesser. Chez ces individus, qui
pour ainsi dire n'étaient pas malades, nous avons
vu s'accomplir un anéantissement total, qui a
résisté à tous les moyens thérapeutiques. Cet anéantissement était tel que, dans les derniers instants
de l'existence de ces personnes, vous auriez pensé
qu'il existait une forte compression du cerveau,
qui produisait des deux côtés de la bouche ce
soufle appelé *la pipe* dans les hôpitaux, et qui indique la paralysie des muscles de la face qui se
meuvent dans la respiration.

Tous les médecins qui ont suivi ma clinique, y
ont vu de ces cas d'anéantissement graduel, de ces
individus marchant vers la mort d'une manière
irrésistible. Ainsi, voilà deux états opposés : d'une
part, asphyxie, froid, couleur bleue, évacuations
abondantes, crampes douloureuses ; d'autre part,
à peine quelque malaise, apparence de santé, et

cependant une mort certaine dans l'espace de quelques jours.

L'adynamie dont je viens de parler, et qui amène la mort par anéantissement, serait-elle une maladie particulière et indépendante de l'épidémie? Sans doute on pourrait admettre cette opinion, puisqu'elle s'est présentée avec des symptômes propres, et qu'elle a produit la mort d'une manière spéciale ; mais je ne vois pas pourquoi dans la circonstance actuelle on signalerait cette affection comme une maladie distincte et indépendante.

Dans le choléra bleu lui-même, dont je ne veux pas tracer les symptômes, parce que vous les connaissez, vous voyez des nuances très-opposées : des individus tombent dans le froid, dans le collapsus, ils sont étendus dans leur lit, le moindre mouvement les blesse, ils désirent par-dessus tout qu'on les laisse tranquilles; ils refusent de répondre, ne se prêtent à aucun des soins qu'on voudrait leur donner, et meurent ainsi dans une sorte de calme apparent. A côté sont des malades qui semblent atteints d'accès de rage; leur agitation est continuelle, ils poussent des cris, des hurlements déchirants, et meurent en véritables hydrophobes, en essayant de mordre et de maltraiter les personnes qui s'approchent de leur lit, et sans avoir accepté aucun genre de secours.

Voilà deux nuances cholériques terminées d'une manière fatale, en peu de jours. Il y avait dans les deux cas symptômes du choléra, mais opposition frappante entre l'état calme de l'un et l'état d'agitation de l'autre. Cet état d'agitation était tel, qu'à la vue de ces malades, des médecins ont demandé s'ils n'avaient pas été mordus par des chiens enragés. Voilà de ces faits qu'une grande expérience seule peut offrir; car si l'on n'a vu que vingt, ou trente cholériques, il est possible qu'on ne soit pas tombé sur des cas de cette nature, et que plusieurs nuances du mal aient échappé à l'observation.

C'est ainsi qu'étant allé en Angleterre pour y étudier le choléra, je m'en étais formé une idée; mais un instinct ou plutôt la voix sévère et véridique de la conscience me disait que je n'en savais pas assez sur cette question, surtout parce que je n'avais pas fait d'autopsies; car vous savez que dans le nord de l'Angleterre les autopsies ne se font pas aussi facilement qu'à Londres et surtout qu'à Paris; mais je dois dire que la grande expérience que j'ai acquise aujourd'hui, malheureusement pour mon pays, a modifié mes idées sur cette maladie.

Il y aurait plusieurs autres distinctions à établir relativement au choléra. Il y a surtout cette distinction très-importante pour les malades : ou ils sont dans un état d'apathie, sans douleur, ou bien ils sont en proie aux souffrances les plus aiguës.

Il y a une autre nuance du choléra qui mérite une

attention spéciale ; elle est caractérisée par des douleurs poignantes à l'estomac, et qui résistent à tout, et conduisent le malade jusqu'au tombeau sans qu'on ait pu porter aucune modification dans leur intensité, bien qu'on ait employé tous les moyens possibles, les évacuations, les dérivatifs, les calmants, et tout ce que la médecine peut mettre en action.

Ainsi les malades cholériques présentent une foule de nuances distinctes. Mais quelle que soit l'expérience d'un praticien, il ne peut être certain de les désigner toutes : l'histoire générale du choléra reste encore à faire ; lorsque les documents recueillis sous toutes les inspirations seront publiés, lorsque les esprits seront plus calmes, les impressions moins vives, quelqu'un fera la part de la réalité et celle de l'erreur, séparera ce qui est fait de ce qui est hypothèse. Alors, seulement, on pourra écrire l'histoire du choléra ; c'est ainsi que les événements politiques ne peuvent être racontés d'une manière impartiale que quand le temps s'est écoulé.

J'arrive de plus près à l'examen de la maladie, et je prends pour l'étudier dans ses détails une des formes dont j'ai parlé tout à l'heure, celle qui se présente avec la couleur bleue, le froid et l'asphyxie. Chacun connaît la marche et les symptômes de cette formidable affection ; aussi ne les décrirai-je pas. Elle se présente tantôt avec des prodrômes qui ont duré un certain nombre de jours, et c'est le cas le plus fréquent ; tantôt elle survient tout-à-coup chez les personnes les mieux portantes, sans avoir été annoncée par des prédispositions. Les choléras avec prodrômes, je dois le dire, sont les plus fréquents, surtout dans la classe pauvre ; mais, quant à l'existence du choléra foudroyant, elle ne peut être douteuse ; il s'est montré sous tous les climats, depuis l'Inde jusqu'à Paris, où des individus sont morts en quelques instants.

Cette maladie est certainement la plus curieuse qu'on puisse examiner ; elle offre une foule de faits physiologiques qui se rattachent merveilleusement à tous les faits de physiologie expérimentale qui sont déjà dans la science. Il est vrai qu'ils se séparent de cette physiologie doctrinaire qui imagine les faits, qui les invente au lieu de les observer. Tandis que les faits de pathologie que je vais présenter sont pour ainsi dire des expériences faites à dessein pour montrer le mécanisme des différentes fonctions ; il y a tel phénomène du choléra, par exemple, qui est la même chose que les expériences que j'ai faites il y a quinze ans pour montrer l'influence du cœur sur le cours du sang dans le système veineux. Si à cette époque j'avais connu le choléra, je me serais dispensé de les tenter, car elles s'y trouvent toutes faites. En effet, la coloration bleue résulte de la suspension de la circulation, et c'est justement ce que produisait l'expérience dont je parle.

Le choléra bleu se compose de plusieurs phénomènes. Les plus frappant sont 1° *l'absence de circulation du sang;* 2° *l'existence des crampes;* 3° les *évacuations abondantes* et répétées par les *vomissements* et par *les selles.* Voilà trois phénomènes bien prononcés, qui en comprennent plusieurs autres, dont nous ferons plus tard l'énumération.

Je vais passer en revue ces trois phénomènes. Vous verrez qu'il en est dont on peut rendre raison d'après les connaissances de physiologie expérimentale, et d'autres qui échappent aux explications , je veux dire aux explications réelles et non à celles que l'imagination pourrait enfanter.

Le phénomène fondamental du choléra bleu, c'est la suspension qu'éprouve la circulation, et qui résulte principalement de l'affaiblissement de la contraction des ventricules du cœur. Voilà le caractère, le fait principal et général du choléra bleu. Vous verrez plus tard qu'il n'existe pas dans tous les choléras. Il y a, au contraire, des cas où la circulation continue, ou les pulsations du pouls ne sont point affaiblies; si bien que prenant le bras du malade si on détournait la tête, on croirait toucher le pouls d'une personne en bonne santé.

Il y a loin de ce choléra au choléra-asphyxie, sans pouls, sans circulation, dont je vais vous entretenir.

Ce genre de choléra est, disons-nous, marqué par la diminution graduelle de la circulation ; voyons ce que doit produire un pareil affaiblissement. Supposez que les ventricules du cœur, qui sont chargés d'une part de pousser le sang aux poumons, où ce liquide va se réchauffer, et d'une autre part de pousser le sang dans toutes les parties du corps pour y porter la chaleur et la vie; supposez, dis-je, que ces ventricules s'affaiblissent, agissent comme 10 au lieu d'agir comme 20, il est évident, d'après les lois les plus simples de la mécanique, que ce sang n'ira plus aussi loin, que le visage, les mains et les pieds ne recevront plus autant de sang et aussi promptement qu'ils en recevaient dans les conditions ordinaires. C'est ce qui arrive dans les premiers moments du choléra.

Les ventricules du cœur venant à s'affaiblir, il en résulte froid, décoloration de la face; quelquefois cet affaiblissement se manifeste par des nuances difficiles à saisir : il suffit cependant qu'il y ait une légère diminution dans l'intensité de leur contraction pour que la surface du corps , la peau ne reçoivent pas exactement la même quantité de sang que dans l'état ordinaire. Cette petite diminution suffit pour modifier la coloration du visage. C'est ce qui fait qu'un praticien exercé a pu dire : une telle personne que j'ai rencontrée aujourd'hui aura demain un accès de choléra. La prédiction est fondée sur des modifications de la figure qui tiennent à une légère diminution dans la contraction du ventricule gauche du cœur.

Le jour suivant les contractions diminuent davantage ; et l'altération des traits, sensible seulement d'abord pour le médecin habile, devient visible pour tout le monde. Alors les mains, les jambes sont froides, la peau se décolore, et l'affaiblissement des contractions des ventricules allant toujours croissant, il en résulte ce fait physiologique très-remarquable, je veux dire la stagnation du sang dans les veines et la coloration en bleu de la peau. La coloration en bleu de la peau reconnaît donc pour cause principale l'affaiblissement des contractions du cœur.

C'est là justement l'expérience que nous avons faite dans le temps pour démontrer l'influence des contractions des ventricules sur le mouvement du sang, jusque dans le système veineux. Cette expérience consiste à placer une ligature autour de la cuisse d'un animal, sans y comprendre l'artère et la veine crurale. Il n'y a plus ainsi de communication possible entre le membre et le corps que par l'intermédiaire de ces deux vaisseaux, qui ne sont pas compris dans la ligature, à moins qu'il n'y en ait par l'intérieur des os ; mais, comme vous le savez, ce serait si peu de chose qu'il est inutile d'en parler. Dans cette position, si vous comprimez l'artère crurale près du bassin elle se vide peu à peu, et le sang passe dans les veines, mais ne va pas plus loin; il reste en stagnation dans ces vaisseaux. M. Diffenbach, de Berlin, l'un des chirurgiens les plus ingénieux de notre temps, voulant faire des transfusions, a remarqué l'analogie de l'expérience que je viens de citer avec le phénomène de la coloration en bleu que présentent les cholériques. Quand on comprime l'artère crurale, ce qui revient à affaiblir les contractions des ventricules, tout le sang comprimé par la réaction élastique de l'artère et celle des vaisseaux capillaires, passe dans le système veineux, et y reste, parce que, l'impulsion du cœur venant à cesser, le sang demeure dans les canaux d'où l'élasticité n'est pas assez grande pour le chasser. Si vous écartez les doigts et si vous permettez au sang de couler dans l'artère, un instant après avoir laissé passer le sang dans les vaisseaux, le sang veineux reprend son impulsion, et vous voyez aussitôt la circulation du sang se rétablir. Si vous avez pratiqué un trou à l'une des veines de la cuisse, il s'y forme un jet que vous modifiez à volonté en graduant la compression.

Ainsi, dans cette expérience, la suspension même momentanée de l'influence du cœur dans l'artère crurale produit deux phénomènes, l'absence du pouls et la stagnation du sang dans les veines. C'est exactement ce qui arrive dans la coloration bleue de la peau des cholériques; le ventricule ne poussant plus de sang dans les artères, celui qu'elles contenaient est chassé par l'élasticité jusque dans les veines, et les artères restent vides.

Ces résultats ont été confirmés par plusieurs expériences faites sur des cadavres de cholériques peu d'instants après la mort. Les membres étant bleus, livides, sous l'influence de la stagnation du sang dans le système veineux, nous avons injecté de l'eau dans l'artère crurale; l'eau a passé facilement de l'artère dans les veines, et a mis immédiatement en mouvement, comme dans l'expérience précitée, le sang noir et non coagulé. Voilà un fait fondamental qui éloigne l'idée de l'*inflammation ;* car si ce mot a un sens, il doit signifier l'obstruction des vaisseaux par lesquels l'artère communique avec les veines. En effet, les recherches expérimentales sur l'inflammation faites à l'aide du microscope, des dissections ou des injections, ont toujours démontré que le premier effet de l'inflammation était l'oblitération des vaisseaux capillaires par lesquels le système artériel communique avec le système veineux.

Eh bien, dans les cas de coloration bleue, nous poussons de l'eau dans les artères, et elle reflue dans les veines; on rétablit ainsi après la mort le cours du sang veineux : nous avons produit de cette manière des jets de sang coloré de la hauteur de cinq à six pouces, après avoir piqué la veine saphène comme dans une saignée véritable.

Je viens de dire que par l'affaiblissement de la contraction du cœur le sang n'arrivait pas dans les artères; ne croyez pas, messieurs, que cette assertion soit conjecturale, et que l'on ait affirmé qu'il n'y avait pas circulation seulement parce qu'on avait tâté le pouls d'un malade; non, on est allé plus loin. Dans l'Inde, en Allemagne, moi-même à Paris, l'artère elle-même a été découverte; on l'a incisée sur des individus parfaitement vivants, et qui, même plus tard, ont retrouvé la circulation et la santé. L'artère ouverte, le sang n'a pas coulé; le vaisseau était vide, entièrement vide!

Il est donc patent que dans l'état froid des cholériques, il y a absence du sang dans les artères. Quelle en est la cause? c'est que le ventricule gauche du cœur a tellement perdu de son énergie, qu'il ne peut plus pousser le sang jusque dans ces vaisseaux.

Ainsi, la coloration bleue des membres nous offre des faits physiologiques et pathologiques du plus grand intérêt. Nous voyons que le sang séjourne dans les veines, puisque les ventricules du cœur ne peuvent plus le pousser dans les artères; noir, épais, sirupeux. en séjournant dans le système veineux. ce sang doit produire une coloration bleue de la peau aussi bien que de tous les tissus où il séjourne; car ne croyez pas que la coloration bleue soit propre à la peau; elle se retrouve partout où il y a stagnation du sang dans les veines, je vous le démontrerai par des pièces pathologiques aussi bien que par des injections.

Voilà un premier fait, un fait de pathologie qui s'explique parfaitement par la physiologie; il ne peut y avoir de difficultés sur ce point. Mais il y a une chose fort remarquable relativement à la contraction des ventricules qui devient trop faible pour pousser le sang jusqu'aux extrémités artérielles. Cette force se conserve assez grande pour entretenir la circulation dans de certaines limites. Par exemple, pour peu qu'on ait étudié des cholériques froids et bleus, on a observé que tandis que la circulation cesse dans certains points, elle continue dans d'autres.

Comment douter que la circulation du cœur ne s'exécute? que le cours du sang dans les premiers vaisseaux qui partent de l'aorte, ne continue? car s'il est très-fréquent de ne plus avoir de pouls dans l'artère du jarret, dans les artères radiales et humérales, il est plus rare de ne pas le sentir dans la carotide et dans les artères iliaques; presque toujours, la contraction du cœur se soutient assez forte, surtout dans les premiers temps du *collapsus,* pour que le cours du sang persiste dans ces vaisseaux.

Cependant j'ai constaté nombre de fois l'absence de circulation dans toutes les artères accessibles à l'examen.

La suspension totale de la circulation du sang devrait être, d'après toutes les données physio-logiques reçues, immédiatement suivie de l'abo-lition des fonctions des organes ainsi dépourvus de leurs excitants naturels : et cependant il n'en est rien !

C'est un fait constant, et qui a été mille fois ob-servé, que des individus qui, pendant plusieurs heures et même pendant plusieurs jours, ont été sans pouls dans les membres et ailleurs, ont exé-cuté des mouvements très-rapides, et aussi libre-ment que dans l'état normal. Ce phénomène est tellement étrange que peut-être aurions-nous re-fusé d'y croire si nous ne l'avions vu une centaine de fois. Comment se fait-il en effet que des mus-cles qui ne reçoivent pas de sang, se contrac-tent? Je ne l'expliquerai pas ; mais je dis que tout ce qui a été donné comme théorie touchant l'in-fluence du sang sur la contraction musculaire doit être désormais modifié.

Ne croyez pas qu'il soit ici question d'assertion vague ou même douteuse ; non, vous connaissez mon éloignement pour tout ce qui est conjecture, je dis ce que j'ai vu. Or, j'ai vu des muscles de cholériques se contracter, quoique privés absolu-ment de sang. En voici un exemple : dans les premiers temps de l'épidémie, un malade bleu et froid ne présentait plus de circulation ; cepen-dant il buvait, il se mouvait, il répondait juste aux questions adressées : il y avait donc contraction dans les muscles volontaires. Une personne dont je ne me rappelle pas le nom, qui avait traité des cholériques dans le nord, me dit que dans ces circonstances il avait toujours retiré les plus grands avantages de la saignée à la temporale. Dans de pareilles conditions, je ne balançai pas à tenter le moyen proposé, celui-là surtout était si peu dangereux ! J'incisai non pas une branche temporale, mais le muscle dans toute son épaisseur, pris au-dessus de l'arcade zigomatique ; je coupai ainsi les principales branches de l'artère temporale. Toutes les personnes qui étaient là peuvent le dire, il y avait absence totale de sang dans l'artère ; quelques gouttes de ce liquide se montraient seulement dans les veines superficielles ou profondes ; le muscle était semblable à celui d'un cadavre, et cependant nous l'avons vu à diverses reprises se contracter ! Nous avons ainsi acquis la preuve directe que la contraction musculaire se faisait en l'absence du sang en général et du sang artériel en particulier.

Tel est le phénomène pathologique bien étrange et bien inattendu dont je garantis la réalité ; il sera fécond, je l'espère, en conséquences physiologiques du plus grand intérêt.

La faiblesse de la contraction des ventricules va-t-elle jusqu'à ne plus envoyer le sang au cerveau? Il est bien hardi, audacieux, peut-être, d'élever un tel doute, d'autant que je n'aurai pas

ici à vous présenter des preuves évidentes et irrécusables. Cependant, j'y suis irrésistiblement conduit par les faits que j'ai maintes fois observés.

L'intelligence, tout le monde l'a remarqué, se
conserve dans la couleur bleue jusqu'au dernier instant; un cholérique au moment d'expirer vous
parle et vous répond; et pourtant, depuis plusieurs heures, il est impossible à l'investigation la
plus scrupuleuse de découvrir un indice de passage
du sang dans les artères carotides primitives. Est-ce
qu'il en serait du cerveau comme il en était tout-
à-l'heure du système musculaire? est-ce que la
pensée pourrait naître le cerveau étant privé de l'a-
bord continuel du sang, et surtout du sang artériel? Quant à ce dernier point, on peut sans crainte
répondre, oui; car le cerveau reçût-il du sang, ce
ne serait pas du sang artériel mais du sang visqueux, très-épais, noir, tel qu'il est enfin chez les
cholériques froids.

Ainsi ce qu'on a dit de ce sang vermeil, oxigéné,
nécessaire dans toutes les fonctions, et de la fâcheuse influence du sang noir, n'est pas vrai, puisque des individus bleus, froids, sans circulation
apparente, conservent l'intelligence et la parole. Il
est donc certain que, si le cerveau reçoit du sang,
son action peut se continuer avec du sang qui n'est
pas de nature artérielle.

Mais est-il possible que les fonctions cérébrales
continuent chez les cholériques sans circulation

dans le cerveau? Pour résoudre cette question, qui naguère aurait paru absurde, il faudrait avoir vérifié directement l'état du cerveau durant la vie, et je ne l'ai étudié qu'après la mort. Or, je n'ai pas rencontré dans cet organe des traces irrécusables de circulation sanguine. Les artères contiennent un peu de sang noir, mais elles ne sont pas remplies, et en forme de cylindre; le sang y est attaché aux parois; il y a même des cholériques chez qui les vaisseaux du cerveau, artères et veines, offrent à peine des traces de sang. Voici, par exemple, le cerveau d'une femme morte hier, et qui a conservé long-temps son intelligence; tous les vaisseaux sanguins sont vides ou à peu près; il est même rare de voir un cerveau dans des conditions plus saines que celui-là : pas de congestion, rien qui puisse annoncer la moindre maladie; cependant ce cerveau vient de l'une de nos cholériques les plus prononcées, et qui a passé par toutes les nuances du choléra : je ne vois rien d'impossible que, plusieurs heures avant la mort, il n'y ait pas eu circulation dans cet organe.

Ce que j'ai dit relativement à la nature du sang, je l'ai présenté comme positif, tandis que l'autre solution, je ne la présente que comme possible, je ne puis la donner d'une manière affirmative, parce que je n'ai fait aucune recherche pour la vérifier. J'avoue que si dans un cas désespéré l'occasion se présentait de constater l'existence ou la non-existence de la circulation dans les artères du cerveau durant le collapsus cholérique, je ne la laisserais pas échapper, si j'avais toutefois l'espoir d'être utile au moribond ; le résultat, quel qu'il fût, serait du plus grand intérêt pour la physiologie et la médecine.

Voilà, messieurs, quelques faits importants qui tiennent tous à l'histoire du choléra bleu. Voyons s'il n'y en a pas d'autres qui se rattachent à cette question. Le fait capital du choléra bleu, froid, avons-nous déjà dit, est la diminution de la contraction des ventricules du cœur ; nous venons de montrer l'effet de cet affaiblissement sur la coloration bleue des membres ; mais il y a plusieurs organes qui, dans l'état normal, reçoivent beaucoup de sang des artères, qui, par conséquent, doivent être modifiés dans leurs fonctions. Parmi ces organes il faut citer le *foie* et le *rein*.

Il n'est personne qui, chez les cho}ériques, n'ait vu la suppression entière de l'urine. L'explication de cette suppression de l'urine me paraît simple : probablement le sang n'arrive plus jusqu'aux reins. Cependant nous voyons que, dans certains cas, le sang va jusqu'à l'artère iliaque, il passe alors dans le tronc de l'aorte ventrale, et, de là, très-probablement dans l'artère rénale. Mais, peut-être, faut-il une plus forte impulsion du cœur pour qu'il puisse traverser le tissu des reins et revenir dans les veines : de sorte que la suppression de l'urine pourrait être une conséquence toute simple, toute naturelle, de la diminution de la circulation du sang dans les artères des reins.

Quand, au contraire, l'état froid est remplacé par l'état de réaction, vous savez qu'un des signes les plus favorables, auquel le médecin attache une grande importance, c'est la réapparition de l'urine, qui, le plus souvent, suit de très-près le rétablissement de la circulation. Il est très-facile de s'en rendre raison. J'ajouterai ici une remarque que j'ai eu occasion de faire :

Les médecins qui font les autopsies avec soin ont noté que la membrane muqueuse de l'uretère et de la vessie présente, lorsque les individus ont succombé avant la réapparition de l'urine, une couche visqueuse. Ce fait est exact; tous les cholériques morts dans le froid nous ont présenté cette couche particulière de *mucus* à la surface de la vessie et de l'uretère. Il y a une grande analogie, ce me semble, entre cette mucosité et celle qui se voit chez les individus qui meurent subitement avec les conditions de la santé. Prenez les intestins d'un supplicié quelques heures après sa mort, vous enlèverez de leur surface muqueuse une couche assez épaisse de mucosité. Si vous laissez cet intestin reposer pendant trois ou quatre heures encore, une nouvelle couche paraît, et cela se répète plusieurs fois de suite. J'ai vu, sur des intestins de guillotinés, que j'avais laissés long-temps en expérience pour

différents motifs, cette couche se reformer cinq à
six fois dans l'espace de quarante-huit à soixante
heures.

Ce phénomène curieux, quoique peu étudié,
j'ai cru l'avoir retrouvé dans cette sécrétion muqueuse, grisâtre, qui se forme à la surface muqueuse de la vessie et de l'urètre des cholériques
morts durant la période du froid.

Passons à l'action du foie, et en premier lieu
parlons de la circulation du sang à travers cet organe. Si les ventricules ont assez de force pour
pousser le sang jusqu'au foie, il n'y a aucun obstacle à ce que ce sang passe par les différentes voies
qui communiquent avec l'artère. Nous avons bien
des fois sur des cadavres de cholériques injecté des
liquides dans l'artère hépathique ; ces liquides ont
passé, soit dans la veine-porte, soit dans la communication des vaisseaux sur-hépathiques se dirigeant
vers le cœur ; ce passage a toujours lieu dans les
injections bien faites sur des foies qui ne sont
pas altérés. On ne peut donc établir qu'il y ait
inflammation dans le foie, puisque vous n'en
voyez aucun indice, même par l'emploi de l'injection, entre le système artériel et le système
veineux ; mais ce qui est remarquable, c'est que
nous avons trouvé presque constamment la vésicule extrêmement distendue par une très-grande
quantité de bile, dont les analyses me seront com-
muniquées par les chimistes qui s'en occupent en

ce moment ; j'espère pouvoir vous en donner les résultats dans une de mes prochaines séances. Je dis que la vésicule du fiel contient toujours de la bile, souvent en quantité très-considérable, et dans la plupart des cas plus que dans l'état ordinaire ; cette bile présente quelquefois des altérations. Une des plus curieuses consiste en un sédiment, qui forme dans les canaux biliaires une incrustation analogue à celle des tuyaux où coulent les eaux qui charrient du carbonnate de chaux. Nous avons trouvé une fois dans le système bilieux du foie de pareilles incrustations ; la bile ne coulait plus dans les canaux eux-mêmes, mais au centre d'un véritable tuyau formé très-probablement par le sédiment de la bile.

Quant aux sécrétions qui se passent dans la poitrine, nous avons eu occasion de remarquer ces jours-ci un fait fort curieux, qui semble encore venir à l'appui de ce que nous avons dit tout-à-l'heure de l'influence des ventricules sur le cours du sang : la sécrétion du lait n'est pas suspendue dans l'état cholérique le plus prononcé. La dernière femme qui est morte dans mes salles à l'Hôtel-Dieu, celle dont je vous ai montré le cerveau, était accouchée quelques jours auparavant. Au milieu de son premier *collapsus*, il a fallu employer des moyens particuliers pour extraire le lait de la mamelle, où il était une cause de douleur. Pendant la réaction que nous étions parvenus à obtenir, et aussi durant le second *collapsus*, toujours fatal, où elle est retombée malgré tous nos efforts, la sécrétion du lait n'a pas discontinué, et à l'autopsie nous avons encore trouvé du lait en abondance dans les glandes mammaires. Ce fait est très-remarquable ; nous n'en connaissons pas bien la cause : tient-il à ce que, les artères mammaires étant voisines du cœur, l'influence de la contraction du ventricule s'y fait encore sentir alors qu'elle cesse pour des artères plus éloignées? Il est possible que ce soit là la véritable explication ; toujours resterait-il à dire, que le sang étant très-altéré, étant noir dans les artères, comme nous en avons eu la preuve directe du vivant de cette femme, puisque nous avons eu un moment l'intention de faire une injection dans ses veines, la sécrétion du lait a continué pendant le premier *collapsus*, la réaction et le second *collapsus*.

Je vous ai décrit jusqu'à présent des phénomènes en apparence fort variés ; ils tiennent tous cependant à un fait unique qui s'est généralisé. C'est ainsi que l'on peut arriver à une bonne explication ; car une bonne explication n'est qu'un fait qui se généralise. Tout ce que je viens de vous dire sur la coloration bleue, l'absence de pouls, de sang, de sécrétion, etc., tient à ce fait général, que les ventricules du cœur ont diminué d'action, et qu'enfin ils finissent par cesser d'agir.

Je passe maintenant à des remarques que j'ai faites sur le mouvement du cœur lui-même ; je devais donner une attention d'autant plus grande à ce phénomène, que je l'envisage comme le point de départ de la maladie.

Quand vous étudiez chez des cholériques bleus les mouvements du cœur, par les différents bruits qui les accompagnent, vous pouvez suivre l'affaiblissement successif de l'action des ventricules. Ces bruits du cœur, nous l'avons démontré dans le cours de l'année précédente, sont en raison de l'énergie des contractions. Nos expériences nous en ont révélé l'origine.

Le bruit *clair* dépend de la dilatation des ventricules ; le bruit *sourd* vient de leur contraction. Telle est la véritable cause des bruits que produit le cœur quand il se contracte ou qu'il se dilate ; cela ne vient pas de ce que le sang entre dans les cavités ou de ce que les oreillettes se meuvent pour se remplir ou se vider ; la véritable cause est que l'organe lui-même frappe les parois de la poitrine, tantôt par sa pointe dans le bruit sourd, tantôt par sa surface dans le bruit clair.

En écoutant les mouvements du cœur sur un individu cholérique, on s'aperçoit que ces mouvements vont en diminuant, qu'il arrive un moment où l'on n'entend plus que le bruit clair, le bruit sourd a disparu ; la maladie a déjà fait des progrès, et la circulation ne se montre plus que dans les gros troncs. C'est encore là une preuve que le mouvement du cœur est la cause première de ces phénomènes. Quand vous arrivez au dernier terme de la contraction, que l'individu cholérique n'a plus que quelques instants à vivre, en vain vous appliquez l'oreille et le stéthoscope sur la poitrine, les bruits du cœur ont complétement cessé, et vous pouvez croire, comme je l'ai pensé quelquefois moi-même, que les contractions des ventricules n'existent plus ; cependant elles existent, mais le cœur n'a pas assez d'énergie pour aller frapper contre les parois de la poitrine. Il en est alors du cholérique comme d'un animal dont le *sternum* est enlevé : vous voyez les contractions, mais vous n'entendez aucun bruit. Le cœur produit le bruit en choquant contre les parois de la poitrine; si le cœur ne va pas jusqu'à ces parois, le bruit ne se produit plus. Cependant, chez les cholériques où l'on n'entend ni bruit sourd ni bruit clair, on peut entendre et sentir les pulsations dans les grosses artères. Il y a donc encore contraction du cœur; mais il n'y a plus de bruit, parce que le cœur n'est plus dans des conditions physiques convenables pour choquer la poitrine par sa pointe dans le bruit sourd, et par sa surface dans le bruit clair.

Nous trouvons donc dans ces observations cliniques la confirmation des expériences que nous avons faites cette année, dans le but de démontrer le mécanisme de la production des bruits du cœur.

Nous avons même observé un fait curieux sur

la femme dont j'ai parlé tout-à-l'heure. **Dans** ses derniers moments, j'avais l'intention d'essayer de faire une injection dans les veines avec une solution aqueuse de gaz protoxide d'azote. En étudiant hier matin le phénomène de la circulation, nous placions le doigt sur l'artère iliaque, et là chacun a pu sentir que, bien qu'on n'entendît plus le battement de cœur à la poitrine, il se passait pourtant un bruit fort singulier dans l'artère. Quand on y appliquait le stéthoscope, on entendait un véritable choc très-bruyant, très-sec, bien différent de la pulsation, qui n'est accompagnée d'aucun bruit : c'est que l'artère était à demi vide ; il y avait non plus un mouvement général dans la colonne du liquide, mais un flot, par l'effet de la contraction des ventricules, qui était assez forte pour déterminer un choc dans l'artère aorte et ses principales divisions. Je ne sais si ce fait a été noté ; mais j'ai dû le citer, parce qu'il est curieux, et que ce phénomène peut s'expliquer facilement par l'état particulier de la circulation chez les cholériques moribonds.

Voilà, messieurs, les considérations que je voulais vous présenter dans ma première séance. Vous voyez, d'après ce que j'ai dit, dans quel esprit seront faites les leçons que je compte consacrer à l'étude du choléra. Je me propose d'examiner successivement les phénomènes pathologiques nouveaux et extraordinaires que l'épidémie présente à mis sous nos yeux.

Je ferai en sorte d'en établir la réalité sur des preuves irrécusables ; et quand j'aurai atteint ce but, que
les faits seront patents pour tout le monde, c'est
alors que je chercherai à les rattacher, non pas à
cette physiologie qui imagine et qui rêve, mais à la
physiologie expérimentale, qui n'admet aucun fait
sans l'avoir vérifié par l'observation, et des épreuves
suffisamment variées.

Dans ma prochaine séance je continuerai à étudier la circulation du sang chez les cholériques, et
à faire ressortir toutes les conséquences physiques
ou autres des altérations qu'elle éprouve.

M. MAGENDIE, *Professeur.*

(Second trimestre de 1832.)

Seconde leçon

sur

LE CHOLÉRA-MORBUS.

MESSIEURS,

J'ai cherché dans la dernière séance à vous présenter quelques vérités fondamentales touchant la question du choléra-morbus, de ce fléau meurtrier, qui, depuis quinze ans, décime l'espèce humaine. J'ai dû d'abord vous affirmer, parce que j'en ai la preuve matérielle par des exemples nombreux, que le choléra-morbus ne peut pas être envisagé comme une seule et même maladie portant toujours le même caractère.

Les différences qui se rencontrent entre tel et tel cas de l'épidémie sont si tranchées, que j'ai pu croire un instant à l'existence de plusieurs maladies marchant ensemble sous la forme épidémique. J'ai particulièrement dirigé votre attention sur deux nuances bien prononcées : l'une , que tout le monde connaît, que tout le monde a pu observer depuis l'Inde jusqu'à **Paris**, la forme bleue, la forme algide, en un mot, le choléra-morbus asiatique, maladie qui reste à jamais dans la mémoire dès qu'elle a été un instant sous les yeux. J'ai dit qu'à côté de cette forme si connue, si bien décrite dans tous les ouvrages, il en est une autre qui m'a beaucoup frappé ; tout aussi fatale que la précédente, elle en diffère pourtant sous le triple rapport des symptômes, de la marche du mal, et de l'état des principales fonctions ; moins connue, moins bien décrite par les auteurs, cette forme mérite une attention particulière. Dans cette espèce de choléra, sans trouble apparent des fonctions, l'existence s'échappe et s'éteint en quelques jours. On dirait l'anéantissement progressif de la vie par la vieillesse la plus avancée. J'ai été long-temps médecin de la Salpétrière (hospice de la vieillesse , femmes). et là , j'ai vu souvent finir la vie selon les lois générales de l'existence , par la mort sénile. Je ne saurais vous offrir une comparaison préférable, car ce genre de choléra frappe des individus dans la force de l'âge, les transforme en vieillards centenaires. dont la vie s'éteint parce qu'il faut que la vie se termine. Dans cette maladie, en effet, point d'altérations. pour ainsi dire, dans les fonctions. respiration parfaite, circulation parfaite, évidente, pouls tel que, comme je vous le disais, on croirait en y posant le doigt et détournant la tête, toucher le pouls d'une personne en bonne santé. Après plusieurs jours le malade tombe dans une sorte d'apoplexie avec le phénomène du souffle *pipe*. Tous ceux que j'ai vus dans cet état singulier, à peu d'exceptions près, ont succombé, sans qu'aucun traitement, soit excitant, soit tonique, soit débilitant, ait pu en retarder ou en modifier la marche funeste.

Il existe entre ce choléra et le choléra algide, cyanique, d'assez grandes différences pour qu'on puisse en faire deux maladies distinctes; cependant quand de grandes mortalités viennent s'apesantir sur l'espèce humaine, la destruction des individus ne s'opère point de la même manière; la mort revêt mille formes diverses. Mais c'est toujours la mort, et alors que nous importe son aspect?

J'abandonne pour le moment une question sur laquelle plus tard je reviendrai; je prends la nuance la plus commune, le choléra bleu, froid, et vais l'étudier selon l'usage scientifique, je vais l'étudier comme l'on étudie un corps dans un cours de chimie, ou un phénomène naturel dans un cours de physique. C'est le seul moyen de fixer ses idées sur la maladie dont nous parlons, et d'arriver plus tard à des notions positives sur l'espèce de soins à donner aux cholériques. Car ne croyez point, messieurs, que l'étude détaillée que nous allons faire du choléra-morbus ne soit point d'une haute importance; c'est en étudiant la maladie dans les moindres détails, dans les moindres circonstances que nous arriverons à des idées précises, à des idées justes, sur le traitement. Si l'esprit est rempli d'idées théoriques, et préconçues, s'il est dominé par une spéculation, par un système, les traitements les plus absurdes et les plus meurtriers en seront la conséquence. Nous en avons vu des exemples dans tous les pays au début de la maladie. Vous le savez, il n'est pas de médecin, il n'est pas de tête médicale qui n'ait quelque idée favorite et dominante, d'après laquelle il soigne ses malades. C'est ainsi qu'à Paris, dans le commencement de l'épidémie, chaque praticien s'est empressé d'appliquer ses idées théoriques à la maladie nouvelle. Mais tous les médecins de bonne foi, faisant la médecine en conscience, quelque idée systématique qu'ils aient eue, ont abandonné leur traitement. En huit jours, à l'Hôtel-Dieu nous avons vu passer en revue et essayer tous les moyens actifs de la médecine, et la plupart ont été abandonnés par les médecins qui les avaient adoptés d'abord, attendu leur insuffisance évidente, palpable.

Le principal sujet sur lequel a roulé la leçon dernière est le mouvement du cœur et la circulation du sang chez les cholériques. Nous avons dit que l'un des symptômes fondamentaux du choléra, est la diminution d'intensité dans la force de contraction du cœur. C'est dans ce fait qu'il faut voir la gravité du choléra, laissant de côté les phénomènes extérieurs, les circonstances accessoires, tels que les crampes et les vomissements. Le fait important, grave, sur lequel j'appelle votre attention, c'est que l'une des fonctions vitales, la circulation, est altérée dans son principe, dans la force physique qui détermine le mouvement du sang. Si quelqu'un m'avait demandé quel serait l'effet de la diminution d'intensité dans les mouvements du cœur, certes j'aurais répondu une partie des choses que présentent les individus cholériques. Cela est si vrai, qu'il y a certaines expériences de physiologie qui ne sont, pour ainsi dire, qu'un état cholérique produit à dessein. Legallois, par exemple, cherchant à montrer l'influence de la moelle épinière sur le cours du sang, avait remarqué que si l'on en détruit une portion, on affaiblit d'une certaine quantité l'intensité des contractions du cœur. Or, diminuer l'énergie du ventricule gauche, n'est-ce pas empêcher cet organe de pousser le sang aussi loin qu'il aurait pu le faire, s'il avait conservé toute sa force. Aussi, quand on détruit sur un animal la portion lombaire de la moelle épinière, le cœur, qui conserve assez de force pour pousser le sang dans les membres antérieurs, n'en a plus assez pour le pousser dans les membres postérieurs. La circulation ne s'étend qu'aux artères iliaques; au-delà l'impulsion s'évanouit, le cours du sang est suspendu dans les membres postérieurs; vous pouvez ouvrir l'artère crurale, amputer même la cuisse. le sang ne coule pas; l'artère est vide.

La force d'impulsion du sang est tellement diminuée que le sang n'arrive plus jusque-là.

Eh bien, supposez que par une cause, que sans doute nous ne ferons pas connaître, mais dont nous parlerons plus tard, supposez, dis-je, que par une cause quelconque la force d'impulsion du sang vienne à diminuer chez un malade comme dans cette expérience, il doit arriver ce qui arrive en effet chez les cholériques : absence de pouls, artère molle et flasque, résultats physiques de l'absence du sang. Y aurait-il là une illusion ? le sang passerait-il sans que le pouls en donnât la sensation ? Non, car si l'artère est ouverte, on n'y trouve pas de sang ; c'est ce qui a été constaté par plusieurs chirurgiens, et ce que nous avons reconnu nous-même. Il y a donc similitude entre la circulation du cholérique et l'expérience dont j'ai parlé.

Afin de ne point perdre de temps, nous ne reviendrons pas sur les détails de la séance d'hier, et nous allons sans plus de retard nous avancer dans la question.

Nous avons fait remarquer, en terminant, que si le cœur n'avait pas assez de force pour pousser le sang aux membres supérieurs et inférieurs, il en avait encore assez pour le pousser dans les organes qui l'entourent de près. En effet, la circulation persiste dans les vaisseaux coronaires, dans le cœur, dans les poumons, dans les parois du thorax, dans les premiers organes abdominaux, et peut-être même dans toute l'étendue du canal digestif ; je dis peut-être, car il y a plusieurs observations à faire à ce sujet. Ainsi la circulation continue encore au centre, alors qu'elle est éteinte aux extrémités.

Nous allons maintenant parler des autres conséquences de la suspension de la circulation soit dans les extrémités, soit dans la partie centrale du corps.

Il est si vrai que la suspension de la circulation et la stagnation du sang dans les veines sont la cause physique de la coloration bleue que présentent les cholériques, qu'il est possible de représenter ce phénomène par un artifice bien simple (*le professeur montre une main bleuâtre, semblable à celle d'un cholérique*). Voici une main que j'ai fait préparer ce matin. Si vous aviez aperçu cette main sur un lit à l'hôpital, vous n'auriez pas douté qu'elle n'appartînt à l'un de nos malades encore bleus et froids. La coloration qu'elle présente est produite par l'injection dans l'artère d'un liquide noir qui s'est répandu dans le membre.

Ce liquide a été poussé sans beaucoup de force; il ne s'est pas épanché dans le tissu sous-cutané. A l'aide de la force d'impulsion combinée avec la réaction élastique des artères, le sang a passé dans le système veineux mêlé au liquide injecté; je dis que le sang a passé dans le système veineux, car les petites taches violettes que vous remarquez çà et là tiennent à un commencement de putréfaction du sang, la coloration bleue prédominante, qui imite si bien l'état cholérique, est le résultat de l'injection. Ce phénomène tient donc à une cause mécanique. Dans l'expérience que je vous présente, comme dans l'état cholérique, le liquide coloré, poussé dans l'artère, a passé dans les veines et y est resté parce qu'il n'y a point eu de cause d'impulsion qui l'en ait chassé. Si, dans la main que vous avez sous les yeux, l'injection fût restée liquide, on aurait pu y pousser une nouvelle injection ; la première aurait marché ; et si ensuite l'on y eût poussé un liquide incolore, l'aspect bleu aurait disparu aussitôt.

Voilà des preuves irrécusables qui montrent que la coloration bleue dépend de la stagnation du sang. Elle dépend de la *stagnation* du sang, et non de la *congestion* du sang. Cette différence est importante à établir. Trop souvent on a confondu ces deux états. Beaucoup de médecins attribuent la coloration de certains organes à la congestion ; moi, je l'attribue simplement à la stagnation, c'est-à-dire à la présence d'une certaine quantité de sang qui ne distend pas le système veineux, qui n'y est pas accumulé, mais qui y reste, parce qu'une cause d'impulsion manque pour l'en chasser. La meilleure preuve que je puisse donner de la différence qui existe entre la congestion et la stagnation est celle-ci (*le professeur montre deux intestins, dans l'un desquels il y a, dit-il, congestion, et, dans l'autre stagnation*) :

Voici deux pièces préparées dans l'intention de vous démontrer cette différence ; car il faut que tous les points de la question du choléra soient établis sur des faits positifs. Il ne s'agit pas d'apporter des assertions, mais des démonstrations ; et il n'y a peut-être pas de maladie qui permette autant la démonstration que le choléra.

Supposez que vous rencontriez sur un cadavre un intestin avec cette couleur, rouge livide. (*Le professeur fait voir une portion d'intestin d'un rouge noir.*)

Il n'est personne , avec les idées trop généralement répandues, qui ne criât à l'inflammation, à l'inflammation la plus intense, gangréneuse même. Cependant, ce n'est qu'une simple congestion , et je le sais, car je l'ai fait faire il n'y a qu'un instant.

Voici un autre intestin dans lequel le sang stagne. Il est rouge clair, rosé, les veines sont légèrement distendues.

C'est encore une expérience que j'ai fait préparer à dessein.

Dans la première expérience, dans celle de la congestion, j'ai fait isoler sur un chien une anse intestinale ne communiquant plus avec le corps que que par une artère et une veine mésentérique. J'ai fait placer une ligature sur la veine, et l'artère est demeurée libre. L'anse a été ensuite replacée dans l'abdomen. Le cœur, continuant ses impulsions , a poussé le sang dans l'artère, et le sang, arrivant en abondance, s'est répandu dans le tissu de l'intestin et a distendu la veine, jusqu'à l'endroit où se trouvait la ligature. Ici le sang n'est pas demeuré en stagnation ; pressé par les efforts du cœur, il a distendu la veine, le tissu de l'intestin, l'artère elle-même, d'où est résulté une véritable congestion.

Dans la seconde expérience, dans celle de la stagnation, tout est semblable à la précédente, mais au lieu de la veine, on a lié l'artère qui se rend à l'intestin; l'abord du sang empêché, il est arrivé ce qui arrive dans le choléra, quand le cœur vient à ne plus se contracter avec assez de force pour pousser le sang dans les veines mésentériques. Tout le sang contenu dans l'artère a été poussé dans les capillaires, et ceux-ci, étant élastiques, surtout ceux qui appartiennent au système artériel, l'ont poussé dans le système veineux. Arrivé là, le sang est demeuré en stagnation, parce qu'une force d'impulsion lui manquait pour le pousser plus loin.

Voilà donc deux expériences qui montrent la nécessité de distinguer la congestion de la stagnation simple. Or, dans le choléra, il y a presque toujours stagnation, et rarement congestion.

Représentez-vous tous les organes dans lesquels le cœur ne pousse plus de sang : il doit arriver pour eux ce qui arrive pour la peau : le sang doit rester dans le système veineux. Quel que soit l'organe que vous preniez, pourvu qu'il contienne des artères et des veines, si le sang n'est plus poussé dans le système artériel, ce liquide doit rester dans le système veineux. Cela a lieu également pour certains os. Un de nos confrères, surpris de rencontrer du sang dans les os, n'a pas manqué d'en conclure qu'il y avait irritation, et peu s'en est fallu même qu'il n'ait établi sur ce fait une explication nouvelle du choléra. Les os, ayant comme les autres organes des artères et des

veines, et quelques-uns étant eux-mêmes de véritables canaux veineux, dans lesquels le sang coule sous
l'influence du cœur, si celle-ci vient à cesser dans
ces organes, il y a nécessairement et mécaniquement
stagnation. Il est donc tout simple qu'il y ait du
sang en stagnation dans les os des cholériques,
qu'on les trouve remplis de sang veineux. Il en est
de même pour le cerveau : il présente rarement congestion, mais fréquemment stagnation. Incisez un
organe sur un individu mort du choléra, vous reconnaîtrez à la couleur noire les endroits de la
plaie où se trouve une veine; incisez le cerveau,
vous le trouverez *pointillé*, comme on dit dans les amphithéâtres. C'est là un fait général : dans tous les
organes où la circulation cesse, on doit trouver
cette stagnation, mais point la congestion. En voilà
assez sur ce phénomène du mouvement du sang
suivi de stagnation, qui produit la coloration bleue.
N'oubliez pas quelle importance j'attache à distinguer la congestion de la stagnation. La congestion
est presque impossible dans la période algide du
choléra, car elle reconnaît pour cause l'impulsion
du cœur et l'afflux du sang; et, dans cette période,
il y a diminution de force et ralentissement dans le
cours du sang.

Le phénomène de la suspension du cours du sang
s'accompagne encore de circonstances tout aussi ri-
goureuses et nécessaires que la stagnation du sang
veineux dans les divers tissus. La diminution de
chaleur, par exemple, est la conséquence physique

de la diminution d'intensité dans la force de contraction du cœur. Nulle difficulté à cet égard ;
puisque le sang n'arrive pas dans les organes, la
chaleur ne s'y maintient pas. En effet, qu'est-ce qui
entretient la chaleur ? Tout le monde le sait, c'est
l'abord continuel du sang : si donc un cholérique n'a
plus de chaleur dans les pieds, dans les mains, dans
la figure, c'est que le sang n'arrive pas dans ces
parties. Mais sur ce point encore, il faut des expériences positives ; il ne suffit pas de dire la chaleur
est diminuée, le malade a froid ; il faut procéder
d'une manière scientifique, il faut procéder comme
on le ferait dans une expérience de physique.

Beaucoup de médecins ont fait usage du thermomètre, et tous ont constaté une grande diminution de chaleur dans les parties qui éprouvaient la
sensation du froid. Dans cette expérience, il faut
tenir compte de la température extérieure ; car du
moment où un corps dont la chaleur se renouve-
lait incessamment perd cette propriété, il rentre
dans la condition commune à tous les autres corps:
il tend à se mettre en équilibre de température avec
les objets environnants. Ainsi, ce contact glacé,
qui produit une si grande impression sur ceux qui,
n'étant pas médecins, touchent la main d'un cholérique, est un phénomène fort simple, considéré
sous les rapports physiques et physiologiques.

J'ai fait en Angleterre et à Paris un grand nombre d'observations sur la température particulière
des diverses parties du corps chez les cholériques.

Voici un tableau de ces diverses observations (1).

PÉRIODE DU FROID.	BATTEMENTS DU CŒUR PAR MINUTE.	MOUVEMENTS RESPIRATOIRES.	TEMPÉRATURE (DIVISION CENTIGRADE).	
Enfant de 3 ans.	de 20 à 25, pas de pouls.	22	Mains, 25°.	Bouche, 30°.
Fille de 15 ans.	20, pas de pouls.	12	— 25.	— 30.
Homme 66 ans.	12 à 15, 0 pouls.	52	— 21.	— 30.
Femme 56 ans.	0 battements à l'oreille.	30 à 36	— 20.	— 25.
Femme 60 ans.	20, 0 pouls.	15	— 20.	— 28.
Fille 13 ans.	0 0	11	— 22.	— 29.
Homme 49 ans.	15, 0 pouls.	12	— 23.	— 31.
Enfant de 4 ans.	25, 0 pouls.	22	— 25.	— 30.
Homme 55 ans.	 70	32	— 21.	— 23.
Homme 53 ans.	 58	37	— 20.	— 25.
Femme 70 ans.	. . . .	42	— ■. pieds	21.
Femme 47 ans.	79	54	Joues 22. pieds	18.

(1) Plusieurs de ces observations ont été recueillies, en Angleterre, par mon compagnon de voyage M. le docteur Guillot.

Voici une série d'observations prises sur les cholériques, qui sont tout-à-fait curieuses et qui coïncident parfaitement avec l'expérience que nous
avons répétée ici. Je vous présenterai le tableau de
nos résultats à Paris, dans une de nos prochaines
séances. Il a été fait de manière à combiner le nombre des pulsations, des mouvements respiratoires,
enfin le nombre des degrés de la température pris
sur les cholériques.

Vous voyez que cette diminution n'est pas très-
considérable. Quand on touche un cholérique,
à la sensation ressentie on pourrait croire que la
diminution est plus marquée que ne l'accuse le
thermomètre. Il faut observer que dans ce contact,
on touche un corps qui transmet et qui absorbe
plus facilement la chaleur que dans les conditions
ordinaires ; de sorte que la sensation est plus nette,
plus vive, que si l'on touchait un corps d'une autre
nature.

Quoi qu'il en soit, le fait de diminution de chaleur n'est pas douteux ; il résulte de l'aveu de tous
les malades, et de l'observation du médecin ; c'est
en outre un fait physique qui est démontré par le
thermomètre.

Ce refroidissement n'est cependant pas général,
car les cholériques, en même temps qu'ils éprouvent
du froid dans les pieds et les mains, jusque dans les
cuisses, les bras et la figure même, que leur langue
est *glacée* (comme ils le disent), ressentent le plus

souvent une chaleur ardente dans la poitrine; si on y applique la main ou le thermomètre, on s'aperçoit que le centre du corps n'est pas froid comme les extrémités. Ceci est une chose facile à comprendre, puisque nous avons dit plusieurs fois que la circulation se maintient au centre du corps, aux environs du cœur; en sorte que les conséquences de la circulation, qui sont le maintien de la température, doivent aussi se rencontrer dans ces environs-là; si même il eût été possible d'observer de pareils phénomènes à l'intérieur, il est présumable que la température de la poitrine des *cholériques* n'est pas différente de celle d'un individu en bonne santé.

Maintenant on peut se demander : la diminution de la chaleur tient-elle à l'absence de la respiration ? J'examinerai plus tard cette question, qui n'est pas encore éclaircie; si la respiration ne se faisait pas, la chaleur du sang serait éteinte dans sa principale source. Mais, d'après ce que nous avons observé, il est plus probable que la respiration continue, car le sang reste chaud vers le centre; par conséquent il ne peut s'entretenir chaud que par l'effet de la respiration; et s'il y a froid dans certaines parties, on doit l'attribuer à ce qu'elles sont dépourvues de circulation.

Un autre fait remarquable, qui vient de la même cause, c'est cette espèce de moiteur, de sueur visqueuse que tous les auteurs ont notée chez les individus froids, sur le point de succomber à une attaque cholérique. Je n'ai pas d'expériences directes sur ce point. Je le rapporte toutefois à une *transsudation* de la partie la plus aqueuse du sang, à travers les organes de la transpiration, c'est-à-dire, qui de proche en proche passe des veines à la peau, de la peau vers l'épiderme, et ensuite à travers l'épiderme. Telle est probablement l'explication de cette sueur froide qui donne à la peau des cholériques quelque chose de visqueux, de collant, et qui a été aperçue de tous les praticiens. Je ne crois pas qu'il y ait là action vitale particulière ; tout me porte au contraire à penser que ce phénomène, semblable à la sueur froide des mourants, est physique.

Vient enfin un accident grave qui semblerait avoir dû se montrer beaucoup plus souvent, et qui pourtant n'a été observé que dans des circonstances assez rares ; je veux parler de la gangrène. Je dis qu'elle aurait dû se montrer, parce que la circulation se suspend, quelquefois même pendant plusieurs jours, et dans plusieurs parties du corps.

Eh bien, sur trois cents cholériques, nous n'avons vu qu'une femme (encore présente dans les salles de l'hôpital) qui ait présenté le phénomène de la gangrène. Cette affection s'est manifestée avec tous les caractères de la gangrène qui frappe les vieillards. La manière dont cette gangrène s'est montrée est même une chose fort curieuse. D'après tout ce qu'on sait sur les conséquences de la suppression de la circulation dans une partie, quand on apprend que la circulation est suspendue chez un cholérique, on devrait supposer que la gangrène doit en être la suite extrêmement fréquente.

Supposez en effet qu'un chirurgien fasse la ligature de l'artère poplitée; si les collatérales ne sont pas dans un état favorable, vous avez une gangrène très-prononcée des orteils et même du pied, au bout d'un temps plus ou moins rapproché. La gangrène se montre parce que la circulation a cessé.

Comment se fait-il donc que chez les cholériques, chez qui bien certainement la circulation cesse d'une manière peut-être plus complète que dans le cas de ligature d'artère, la gangrène n'arrive pas plus souvent? Je n'ai aucune explication à vous donner; je n'ose même risquer une seule conjecture à cet égard; vous pouvez vous-même voir quelles sont celles auxquelles on pourrait se livrer, et, peut-être plus habiles que moi, vous rendrez-vous compte de ce fait bien étrange.

Quoi qu'il en soit, le choléra nous montre dans l'âge viril la gangrène sénile, et cette gangrène se développe comme il arrive chez certains vieillards, parce que le cœur ne peut pousser le sang assez loin. Nous avons un exemple de ce genre maintenant, à l'Hôtel-Dieu (au n° 40 de la salle Monique). Cette gangrène s'est manifestée à l'extrémité du

petit doigt de la main gauche, et a détruit quelques lignes de sa longueur, y compris la troisième
phalange ; en outre, elle s'est montrée par plaques, à
trois autres doigts de la même main. Du reste, l'extrémité des doigts est parfaitement noire ; encore une
fois, on dirait une véritable gangrène sénile.

Chez les vieillards, la gangrène n'est pas toujours
la suite du défaut d'énergie de la contraction du
cœur ; elle dépend souvent d'une cause physique
qui vient boucher l'artère principale du membre.
J'y ai quelquefois trouvé des caillots fibrineux,
des caillots albumineux mélangés avec des sels
calcaires ; enfin de véritables bouchons qui fer-
maient l'artère. Ces obstacles physiques empê-
chant le sang d'arriver jusqu'aux points les plus
éloignés des membres, doigts et orteils, sont
dans ce cas la cause véritable de la gangrène.

Voilà des conséquences toutes simples et toutes
physiologiques de la diminution des contractions
des ventricules du cœur ; savoir : la coloration en
bleu des membres, et la coloration en bleu du visage ; car le visage est dans une condition analogue
a celle des membres, à cause de son éloignement
du cœur, il peut même comme les membres être
frappé par la gangrène. Il m'a été affirmé qu'à l'hôpital Saint-Louis le bout du nez d'un malade s'est
gangréné pendant l'accès cholérique.

Ainsi vous voyez que la coloration en bleu, que
le froid, que la sueur visqueuse, que la gangrène

même, se trouvent être des conséquences directes, évidentes, inévitables, de la diminution de la contraction des ventricules du cœur.

Il me reste maintenant à parler de quelques phénomènes assez curieux, bien qu'ils soient moins généraux que ceux dont je vous ai entretenus précédemment. On a remarqué que dans la plupart des organes il y avait une sorte de sécheresse; ainsi, par exemple, quand on incise la peau d'un cholérique, cette peau ne se comporte pas comme une peau vivante; elle semble appartenir à un cadavre : tout le monde a fait cette observation. En effet, l'état du cholérique bleu et froid est identique ou à peu près avec celui des cadavres. Les chirurgiens ont remarqué qu'au-dessous de la peau le tissu cellulaire offre très-peu de sérosité; il n'y a pas ce luisant habituel; il y a absence de cette lubrification qui se voit durant la vie; le péritoine est également très-peu lubrifié et presque sec. Il n'en est pas de même des organes pectoraux : nous avons remarqué que dans la cavité de la plèvre, et très-fréquemment dans les cavités du péricarde, il y a de la sérosité, et même en assez grande abondance pour qu'il soit possible de la recueillir.

Voici un fait de cette nature : nous avons avant-hier reçu à l'Hôtel-Dieu une femme à l'état de choléra bleu (espérons que ce sera le dernier cas); chez cette femme, la maladie avait été très-rapide; elle est morte dans l'état de cyanose, sans avoir

passé par la réaction. Nous avons examiné ses organes ; je mets sous vos yeux le liquide trouvé dans la
plèvre ; personne ne dira que là la membrane fût
sèche. Ce liquide est remarquable, en ce qu'il se
compose d'une partie aqueuse et d'un dépôt particulier, qui ressemble à de petites granulations de
mucus ou de fibrine ; je le ferai examiner, et je vous
donnerai à l'une de nos prochaines réunions le résultat de cette analyse.

Toujours est-il certain que dans la plèvre et dans
le péricarde il n'y a pas cette sécheresse dont nous
parlions, mais au contraire un état de lubrifaction,
qui s'explique facilement si on se rappelle que la
circulation n'est suspendue ni dans les poumons,
ni dans le thorax, etc. Partout ailleurs le dessé-
chement est facile à expliquer, puisque la circulation y a disparu.

Je vous ai dit que la peau chez les cholériques
ressemble tout-à-fait à celle des cadavres, et même
quelquefois des cadavres les plus avancés. Vous
savez que quand vous pincez la peau d'un cadavre,
le pli que vous faites y reste. Il en est de même
sur les cholériques. Aussi, avons-nous vu, dans les
débuts de l'épidémie, plusieurs médecins pincer
gravement la peau du poignet des malades, pour
voir si réellement ils avaient à faire à des cholériques. L'explication de ce fait n'est pas difficile : la
circulation du sang ayant cessé, le système capillaire artériel est entièrement vide ; il en résulte un

défaut de tension et d'élasticité de la peau, qui ne permet plus à cette membrane de revenir à sa condition première quand elle a été pincée.

Cela n'existe pas dans la main injectée que je vous ai déjà fait voir et que je vous montre de nouveau. Ici, le système capillaire, les artérioles sont remplis par le liquide, de sorte que la peau a plus d'élasticité, est moins *cholérisée*, si je puis parler ainsi, que celle d'un véritable cholérique : aussi jouit-elle de son élasticité et ne conserve-t-elle pas le pli.

Il n'en est pas moins vrai que sur les individus cholériques froids, vous retrouvez toutes les conditions de cadavre ; car supposez un membre privé de circulation, froid, où le sang stagne dans le système veineux, supposez-le en outre insensible, n'est-ce pas là le membre d'un cadavre ? Qu'est-ce qui constitue l'état cadavérique ? c'est la suppression absolue des conditions vitales. Que vous preniez le membre d'un cadavre ou celui d'un cholérique, vous avez dans l'un et l'autre absence des principaux attributs de la vie.

Quand j'ai dit, étant en Angleterre, que le choléra *cadavérisait*, je voulais exprimer cette transformation. L'expression n'a donc rien d'exagéré, puisque nous trouvons au contraire que l'état cadavérique est, dans quelques cas, plus prononcé chez un cholérique que dans le cadavre lui-même.

Il est à remarquer que l'altération qu'éprouve

la face chez les cholériques, que ce creux des joues, cette coloration bleuâtre, ce cercle noir autour de l'orbite, cet enfoncement des yeux, sont des consé- quences physiologiques naturelles de la suspension de la circulation. Le sang des artères n'arrivant plus, le système vasculaire des organes, les tissus eux- mêmes s'affaissent et perdent de leur volume et de leurs dimensions; les yeux, qui étaient soutenus par le sang contenu dans l'artère ophthalmique et ses ramifications, s'enfoncent dans l'orbite, etc.

Mais les yeux sont le siége d'un phénomène plus singulier et tout-à-fait extraordinaire. Rappelez-vous ces cholériques dont le visage hideux n'a plus rien d'humain; approchez, ayez le courage d'étudier de sang-froid, et en anatomiste, ces traits altérés; ana- lysez l'aspect des yeux, qu'y voyez-vous? plus de sclérotique opaque et blanche, plus de cornée transparente et diaphane : cette membrane est devenue inégale, opaline, telle enfin que vous la voyez sur le cadavre, par cette raison physique que la circulation ne se fait pas, qu'il n'y a plus de mouvements de paupières, ni de sécrétion des larmes, indispensable au brillant et à l'éclat de l'œil. Non-seulement la cornée a perdu sa trans- parence, mais elle offre encore une altération que nous avions jugé jusqu'ici n'appartenir qu'à des cadavres déjà en décomposition; elle est plissée, affaissée sur elle-même, comme il arrive quand l'œil n'est plus exactement rempli par ses humeurs. Si

vous avez observé des cadavres avancés, surtout
pendant l'été, vous aurez remarqué que l'œil ne reste
pas, comme dans les premiers jours, exactement
plein, pour me servir d'un terme employé dans les
amphithéâtres; petit à petit l'œil se ramollit et s'af-
faise : voilà pourquoi, lorsqu'on veut s'exercer à
l'opération de la cataracte, il faut choisir des *sujets
très-frais*.

L'affaissement dont je parle tient à ce que la
partie aqueuse des humeurs de l'œil passe à la surface de l'organe et s'évapore. Comme il n'y a pas de
circulation qui vienne remplacer ce qui est perdu,
il en résulte que l'œil se vide et se réduit presque
à rien. Dans ces yeux *évaporés*, si je puis ainsi dire,
il ne reste que peu d'humeur vitrée, presque pas
d'humeur aqueuse, et le cristallin, qui, étant en
partie solide, ne peut pas s'exhaler.

Tous ces phénomènes propres aux cadavres, et
naguère encore des signes certains de la mort,
nous les avons vus sur des cholériques répondant
à nos questions, exerçant des mouvements, ava-
lant des boissons, poussant des cris arrachés par
la douleur, en un mot, sur des hommes vivants;
nous avons même remarqué, chez eux, un phénomène assez rare sur les cadavres, je veux dire la
dessiccation de la cornée opaque. Veuillez bien faire
attention que je ne parle plus de la cornée transparente, mais de la cornée opaque. Je viens de dire
que les paupières écartées ne faisant plus de cligne-

ment, l'œil reste exposé à l'air dans une étendue considérable : la sclérotique se trouve ainsi en contact avec l'air ; elle se dessèche pendant la vie, et cesse d'être opaque, à la manière de tous les tissus fibreux qui, opaques, quand ils sont imbibés d'eau, deviennent transparents ou à peu près quand ils viennent à se dessécher. Nous avons vu nombre de fois de ces sclérotiques desséchées d'une manière assez complète pour se confondre, en apparence, avec la cornée transparente. Il est impossible de décrire l'aspect effrayant et monstrueux de ces individus ; il y avait là quelque chose de diabolique ! J'aurais désiré faire peindre cet état de l'œil, mais je n'ai pas trouvé un artiste qui eût le courage, et je le conçois, de retracer une semblable horreur.

Tel est le phénomène physique et tout à la fois clinique qu'à notre grand étonnement nous a offert le choléra, phénomène qui jusqu'ici ne s'était vu qu'à la salle de dissection et sur des cadavres de sept à huit jours. Eût-il été possible d'imaginer dans un individu vivant une telle alliance de l'état de cadavre et de l'état de vie !

Dans tout ce que j'ai dit jusqu'ici des phénomènes cholériques, vous voyez que je ne risque aucune explication touchant la nature de la maladie ; nous y arriverons plus tard. Je tâche de me concentrer, et de vous exposer seulement des faits positifs qui puissent vous donner une idée claire de la maladie qu'on appelle si improprement *choléra*.

Nous n'avons pas terminé l'exposé de ce côté positif, expérimental, de notre étude; nous avons encore heureusement plusieurs faits intéressants à vous présenter.

En parlant de l'affaiblissement du cœur, nous n'avons pas recherché les causes pour lesquelles cet affaiblissement a lieu. Cependant nous avons aujourd'hui assez de données physiologiques pour risquer quelques conjectures à cet égard. Nous avons d'abord les expériences de Legallois sur les causes du mouvement du cœur; plusieurs faits de pathologie nous ont aussi donné des renseignements précieux; et si l'on cherche la cause du choléra quelque part, la raison du mouvement du cœur ne me semble pas devoir rester indifférente. Elle n'est pas du domaine des sciences physiques, ni même de la physiologie expérimentale; il faudra donc que je sorte de la position où je suis dans ce moment, qui consiste à ne marcher que de faits en faits, d'après les procédés ordinaires des sciences positives. Je néglige ce point en ce moment, bien que je sache qu'il est très-capital dans le choléra, et qu'il faudra que nous l'abordions, et que nous disions franchement ce que nous savons et ce que nous ignorons à cet égard. Je m'expliquerai sur cette question très-nettement, et si je n'ai rien de bon à vous dire comme explication, j'aimerai beaucoup mieux vous l'avouer simplement, car alors chacun sera libre

de rester dans le doute ou de chercher celle qui
pourra lui convenir.

Après avoir parlé de la circulation chez les cholériques, nous avons à signaler aussi comme un
phénomène qui accompagne assez fréquemment le
choléra, l'existence de crampes, de douleurs dans
diverses parties du corps. Nous vous disions qu'il y
avait dans le choléra des phénomènes qui s'expliquaient très-bien et d'autres qui ne s'expliquaient
pas du tout; en effet, nous venons de parler de la
circulation, d'un phénomène où l'on peut appliquer un certain nombre d'explications; c'est un
des phénomènes morbides que l'on peut étudier
tout aussi facilement que les phénomènes de physique. Nous en savons aujourd'hui assez sur la
circulation du sang pour pouvoir présenter des observations de cette nature avec toute espèce de
sécurité.

Mais si nous venons à parler de ce second phénomène, des crampes, nous serons obligés de vous
le signaler comme d'une existence à peu près con-
stante, avec des variations diverses, soit pour l'intensité, pour la durée, soit même pour les caractères de ces crampes; il y a en effet des crampes
persistantes accompagnées de contractures de plusieurs heures. Il y a au contraire des crampes pas-
sagères, des crampes qui ne donnent que des douleurs et des contractions fugitives; tantôt elles se
manifestent dans les épaules, tantôt dans les extré-

mités des membres. Il y a une foule de nuances que les malades ont désignées ; toujours est-il que les crampes sont un des symptômes cholériques les plus constants ; elles se rencontrent dans peu de maladies, excepté dans les fièvres intermittentes, qui ont plus d'un rapport avec le choléra. J'avoue que je ne voudrais pas risquer un commencement d'explication de ce phénomène. Comment se fait-il qu'à l'occasion du début du choléra les malades souffrent des crampes? Je n'en sais rien ; je ne saurais pas dire ce qui se passe dans les nerfs, dans les muscles; il y a là quelque chose qui est du domaine de cette physiologie où il ne faut point d'explication et où l'on doit se borner à observer. Je ne propose en ce moment aucune explication quelconque, car si l'on ne cherche que des explications rationnelles, il n'y a pas d'esprit qui ne puisse se satisfaire et se créer une manière d'expliquer de pareils phénomènes.

Entre ces deux phénomènes en existent d'autres que je crois pouvoir être en partie expliqués, et en partie se refuser à toute explication. Ces phénomènes sont très-importants, car ce sont eux qui ont leur siége dans le canal intestinal. J'aborde ici une question délicate, difficile, qui est sujette à contestation, à polémique, qui peut même exciter la bile et l'irrascibilité connue d'une certaine école. Ces considérations ne m'empêcheront pas de la traiter avec toute l'indépendance dont je fais et dont, j'espère, je ferai toujours profession. La question du canal intestinal chez les cholériques, et des diverses sécrétions qui s'y forment, est, comme vous le savez, un point très-important, soit qu'on l'examine sous le rapport physique de l'état du canal intestinal, ou des altérations qui s'y rencontrent, soit sous le rapport des sécrétions dont il est le siége.

A raison du haut intérêt qu'offre cette matière, je craindrais de la présenter d'une manière trop incomplète en l'entamant aujourd'hui, j'aime mieux terminer ici cette leçon. Je me réserve pour la séance prochaine de vous parler, avec des détails suffisants, de l'état physique du canal intestinal, de ses modifications différentes dans la maladie ; enfin de traiter de la sécrétion singulière dont il est le siége chez les cholériques, et peut-être même dirai-je quelques mots du mécanisme de cette sécrétion.

COLLÉGE ROYAL DE FRANCE.

CHAIRE DE MÉDECINE.

M. MAGENDIE, *Professeur.*

(Second trimestre de 1832.)

Troisième leçon

SUR

LE CHOLÉRA-MORBUS.

Messieurs,

Le changement atmosphérique qui s'est opéré depuis deux jours semble avoir donné une nouvelle activité à l'influence épidémique; nous le soupçonnons, d'après le nombre et l'espèce de malades nouveaux que nous avons reçus durant ces deux jours à l'Hôtel-Dieu.

Toujours est-il qu'il y a une coïncidence remarquable entre le retour du froid et du vent de nord-est qui ont accompagné l'apparition subite du choléra à Paris, et l'accroissement du nombre des malades atteints du choléra.

Depuis quelques jours, et surtout depuis hier,

nous avons vu des cas aussi intenses, aussi rapides, qu'au début de la maladie. Nous avons eu, dans notre service, une femme qui est morte en peu d'heures d'un choléra foudroyant : atteinte au milieu de la nuit, elle est morte dans la matinée, n'ayant présenté que la période de froid; les phénomènes qu'elle a offerts ont été étudiés par nous avec d'autant plus d'intérêt, qu'ils étaient précisément l'objet présent de nos entretiens.

Nous avons vérifié avec un soin nouveau sur cette femme le fait capital que nous vous avions signalé comme caractérisant la période algide, le premier collapsus cholérique.

Toutes les personnes qui me secondent dans mon service l'ont reconnu comme moi : les battements du cœur, se faisant entendre au stéthoscope et même à l'oreille, les pulsations n'*existaient plus dans les artères*. Je dis dans les artères en général, car ces pulsations n'avaient lieu ni dans l'artère iliaque, ni dans la carotide, ni dans la sous-clavière. Durant deux heures passées près de cette malade, nous n'avons trouvé aucun indice certain de pulsations. Nous avons engagé les personnes présentes à constater ce fait, et toutes sont demeurées d'accord que, pour la plupart du temps au moins, ces pulsations n'avaient point lieu ; car je dois dire que, par moments très-courts, nous avons cru en distinguer des traces. Je le répète donc, nous avons de nouveau constaté l'absence du pouls. et nous l'avons constatée jusque dans les plus grosses artères. Et cependant, cette femme se mouvait, se levait, prenait son verre et buvait comme si elle eût été dans les conditions de la vie ; elle n'a pas cessé de répondre et de s'exprimer comme si la circulation se fût exécutée.

Voilà un fait bien extraordinaire, inexplicable, impossible même, mais que j'affirme, car il est pour moi hors de doute. Ce fait est si étrange à mes yeux que, si je ne l'avais pas vu nombre de fois, je n'aurais pu y croire, et quelque respect, quelque confiance que j'eusse eus dans un homme et dans sa capacité, s'il fût venu m'annoncer un pareil fait, je lui aurais dit, me fondant sur les connaissances physiologiques actuelles : « Vous vous êtes abusé ; vous avez cru que la circulation n'existait pas, elle existait. »

Sur la même femme, nous avons observé les différents signes qui accompagnent la période de froid. Je n'en parlerai pas ; seulement je vous montrerai l'un de ces yeux à sclérotique transparente, dont je vous ai donné la description. (*Le professeur montre un œil dont la sclérotique est desséchée et laisse voir la teinte noire de la choroïde.*) Cet œil ne s'est pas desséché dans une grande étendue, car la maladie s'est promptement terminée. Cependant, il peut donner une idée de l'œil cholérique et de cet aspect monstrueux que je vous peignais dans la précédente séance.

Ainsi voilà un cas de choléra **rapide**, foudroyant, qui s'est montré hier. D'après cela, il serait, je crois, prématuré de dire que l'épidémie est complétement à son terme. Pour porter un jugement à ce sujet, il faut attendre encore, et voir si, l'état atmosphérique se modifiant, la maladie reprendra ce caractère de bénignité qu'elle a eu durant plusieurs jours.

Ce cas nous sera d'autant plus **utile**, que je vais vous parler de l'état du canal intestinal, et des phénomènes que présentent les organes de la digestion durant la période de froid, il nous fournira des preuves à l'appui de nos assertions.

Dans nos deux précédentes réunions, nous avons étudié avec tout le soin qu'il méritait le phénomène de la suspension de la circulation; vous avez vu quelles en sont les conséquences : coloration bleue, absence du pouls, froid dans toutes les parties du corps, modification sous le rapport de la transpiration. J'ajouterai, sans y insister davantage, que la main que je vous ai montrée, injectée avec de l'essence, a présenté ce phénomène de transsudation que je vous ai décrit. Je vous avais indiqué cette transsudation comme un phénomène physique ; il faut bien que cela soit, puisque cette pièce a présenté une sorte de sueur de la partie liquide de l'injection à travers l'épiderme, probablement de la même manière qu'elle a lieu chez les cholériques.

Je vous ai entretenus aussi des altérations qui

surviennent dans la forme et l'élasticité des organes, dans les traits, dans l'aspect général du visage ; je vous ai parlé du retrait des yeux au fond
de leur orbite, de la dessiccation particulière de la
sclérotique, qui devient transparente à l'instar de la
cornée elle-même. Je vous ai dit que cette membrane, n'étant plus lubrifiée par les larmes et par
le mouvement des paupières, se dessèche, perd
l'eau qui entre dans sa composition chimique,
et devient transparente. Cet enfoncement de l'œil
et sa dessiccation sont plus prompts chez les cholériques que sur le cadavre, et cela s'explique ; car les
parties froides des cholériques ont encore une température plus élevée que celle des objets environnants ; ils ont surtout une température plus élevée
que celle des cadavres, que l'on a soin de placer
dans des lieux frais, et souvent humides. Il ne faut
donc pas être surpris si la dessiccation de la cornée et de la sclérotique est plus prompte sur les
cholériques que sur les cadavres.

Je vous ai montré les crampes comme un autre
symptôme du choléra ; j'ai dit qu'elles variaient depuis la contracture durant quelques jours, jusqu'à
une douleur vague et passagère dans certaine partie
du système musculaire. J'ai parlé de ce phénomène
comme d'un fait de clinique dont la cause n'est pas
connue ; car je ne sache pas que personne en ait présenté une explication raisonnable. Dire qu'il résulte
de ce que le système musculaire ne reçoit plus de

sang, ce serait une singulière explication, car la présence du sang est connue comme la cause de la contraction. Si telle en était la véritable cause, il faudrait que la physiologie se fît d'autres idées de la contraction musculaire. D'ailleurs, nous avons fréquemment vu les crampes sans que la circulation fût suspendue, et elles se voient encore quand cette fonction a repris son activité.

Passons à l'objet particulier de cette séance, aux phénomènes cholériques qui se montrent dans le canal digestif, et voyons s'ils sont de la nature de ceux que nous avons expliqués, ou si, comme les crampes, ils tiennent à des causes inconnues.

Tout le monde sait que le début du choléra se manifeste par des modifications dans les sensations, qui sont transmises au cerveau par les organes digestifs : malaise, embarras dans l'estomac, nausées. Plus tôt ou plus tard, qu'il y ait prodrômes ou non, l'indisposition est accompagnée souvent d'un sentiment d'oppression dans la région épigastrique, et tout-à-coup, le plus souvent, et le plus souvent aussi au milieu de la nuit, les malades sont pris de vomissements intenses, de déjections très-copieuses.

Ici, comme dans toutes les conditions cholériques extrêmes, il y a des variations, depuis le cholérique qui ne vomit pas jusqu'à celui qui vomit en abondance.

Certains malades n'ont point d'évacuations, tel-

lement qu'on est obligé de les exciter ; car les évacuations ne sont pas un des symptômes les plus
graves, seulement elles accompagnent la maladie,
et les malades à évacuations abondantes ont été plus
faciles à traiter que ceux qui n'en avaient pas. C'est
une remarque qui a été faite par beaucoup de médecins.

Ces évacuations alvines, ces vomissements plus
ou moins fréquents sont quelquefois accompagnés
de soulagement ; d'autres fois ils sont suivis d'angoisses plus vives. On voit des malades qui sont moins
souffrants quand ils ont vidé leur estomac, et d'autres
dont la torture devient atroce. Entre ces deux ex-
trèmes, il y a des nuances particulières que je ne
puis qu'indiquer, car il ne s'agit point de décrire
ces nuances, que chacun de vous a pu observer.

Pour les évacuations alvines, la chose est la même.
Des malades sont pris rapidement d'évacuations
abondantes et se trouvent immédiatement soula-
gés ; d'autres malades au contraire voient leurs
souffrances augmentées chaque fois qu'ils vont à la
garde-robe ; les mouvements qu'ils font pour éva-
cuer sont l'occasion de nouvelles souffrances : aussi,
plutôt que de faire le moindre mouvement, ils
aiment mieux laisser couler dans leur lit ces déjections. Chacun reconnaît ici une altération profonde
dans les fonctions des organes digestifs ; elle se manifeste par la nature des matières excrétées, et

sous ce point de vue le choléra diffère de toutes les maladies connues. Ces évacuations se présentent sous une forme qui a été remarquée dans tous les pays, sous une forme si singulière, qu'on ne peut les comparer à aucune autre espèce d'évacuations. En vain chercherez-vous parmi tous les genres de matières évacuées, et il y en a un grand nombre, soit par l'anus, soit par les vomissements, vous n'en trouverez point de semblables à celles dont nous parlons.

Vous voyez ici le liquide qui était contenu dans l'estomac de la femme qui est morte hier en quelques heures. Elle était dans cette condition particulière où les malades repoussent toute espèce de soins. Difficilement nous avons pu lui faire avaler quelques cuillerées de boisson ; tantôt elle la rejetait comme âcre à la gorge, tantôt comme chaude, tantôt parce qu'elle ne lui plaisait pas et qu'il lui répugnait de boire. Enfin, nous l'avons vue repousser toute boisson, et je crois qu'elle est morte n'en ayant avalé qu'une petite quantité.

Le liquide que je vous montre, et qui vient de son estomac, est ce liquide particulier qu'on a désigné sous le nom d'*eau de riz*, d'*eau de gruau*. Il est un peu coloré, je ne sais à quoi cela tient ; la malade n'avait pas pris de médicaments, mais seulement quelques cuillerées de punch que je lui ai données moi-même, quelque peu d'eau rougie, d'eau à la glace. Ce n'est pas là ce qui aurait pu donner lieu à cette espèce de trouble, d'opacité que nous remarquons. Au reste, c'est là le liquide que tous les auteurs ont signalé sous le nom d'eau de riz, d'eau de gruau.

Ce liquide ressemble à cet autre que nous avons extrait de l'intestin grêle; cependant il y a entre eux une petite nuance. Le dernier est plus visqueux, plus consistant que l'autre, plus rougeâtre. Il a été recueilli dans une bassine où se trouvait quelques traces de sang, et il se peut que ce soit la cause de sa coloration. Vous voyez un *lombric* qui se trouvait dans le liquide au milieu de l'intestin grêle. Ce n'est pas l'espèce de vers auxquels quelques auteurs ont attribué la cause du choléra.

Voici un autre liquide extrait du gros intestin. L'apparence et la couleur de l'eau de riz s'y manifestent dans toute sa vérité. La ressemblance est si frappante et si complète, que moi-même, à la vue de ce liquide, j'ai demandé à mes élèves si la malade n'avait pas pris un lavement d'amidon, car ce liquide ressemble parfaitement à une suspension de fécule. Ce liquide s'échappe par les selles, le plus souvent en quantité très-considérable, huit ou dix litres par exemple.

Une circonstance remarquable, c'est que ce liquide recueilli dans les intestins n'a pas l'odeur fécale; il a seulement une odeur intestinale. La remarque est importante; car en traitant des signes qui annoncent la guérison, nous citerons comme un de ces signes le retour de ces matières à l'odeur fécale.

En général, quand la maladie est aiguë, le liquide est seul dans les intestins; il n'y est point mêlé avec des gaz : c'est même une condition fâcheuse. On s'assure de l'existence de cette condition en touchant, en percutant les intestins. Tout médecin qui a vu des cholériques a remarqué que leur ventre n'est pas très-distendu ; la percussion y fait entendre un son mat, et non pas ce son clair que rendent les intestins distendus soit par l'air atmosphérique, soit par un gaz particulier. Aussi, dans l'examen d'un cholérique, il faut s'assurer si les intestins rendent un son mat ou ce son clair, qui résulte du choc exercé sur le mélange d'un gaz et d'un liquide, le premier occupant la partie supérieure, et le second occupant la partie inférieure. Chez la femme qui a fourni ces liquides, il y avait son mat et par conséquent point de gaz dans les intestins.

L'existence des gaz intestinaux mérite une attention particulière, car elle précède une amélioration, et quand les gaz viennent à recouvrer l'odeur particulière qu'ils ont ordinairement, ce retour est d'un heureux présage, et annonce que le malade marche vers la guérison.

Ces divers liquides ont été analysés. Un fait fort curieux que j'ai observé en Angleterre, et qui a été remarqué par beaucoup de chimistes, est le suivant : Les liquides évacués par les cholériques ne sont point acides comme le sont ordinairement les sécrétions muqueuses des organes digestifs. M. Berzélius avait remarqué que toutes les sécrétions qui sont en communication avec les corps extérieurs sont acides, comme les sécrétions intestinales, l'urine, la sueur, le lait, tandis que les sécrétions intérieures, séreuses et autres sont alcalines, comme la liqueur du cerveau. Eh bien! chez les cholériques, les liqueurs intestinales ne sont point acides comme dans l'état ordinaire; elles sont alcalines.

L'analyse de ces liquides a donné une grande quantité d'eau et une assez grande quantité d'albumine. Si on filtre ce liquide, et qu'on le fasse chauffer, il se coagule. Outre l'albumine, les chimistes prétendent y avoir rencontré la fibrine ou le mucus.

Fibrine ou mucus, il importe peu ; car ces deux substances sont chimiquement si difficiles à distinguer que nous ne devons pas nous en occuper : cependant cette distinction serait ici d'une grande importance et peut-être d'une application médicale fort utile. Mais l'existence du mucus est plus probable, car il est sécrété habituellement par la membrane muqueuse, et il serait extraordinaire mais non impossible que le mucus se fût transformé en fibrine.

Une chose encore digne de remarque, c'est l'espèce de sel qu'on rencontre dans la partie aqueuse de cette matière. Si on filtre et qu'on évapore le liquide, on trouve, dit-on, car je n'ai point vérifié cette expérience, on trouve, dit-on, d'après les travaux faits en Angleterre et ailleurs, tous les sels du sang. Par conséquent, la partie séreuse des évacuations cholériques ne serait que le sérum du sang modifié par l'état maladif, présentant une coloration particulière, mais contenant les sels du sang en mêmes proportions que dans son état ordinaire. Ce serait là un fait curieux; car si on doit chercher l'origine de cette liqueur quelque part, c'est sans doute dans le sang; il n'y a pas d'autre source d'où elle puisse arriver dans le canal, à moins qu'elle n'y fût portée par les boissons : or, le plus souvent, le malade rejette les boissons.

J'ai demandé l'analyse de cette liqueur, et dans quelque jours je pourrai vous faire connaître avec certitude sa composition; mais pour le moment, ne me rappelant pas les proportions, je vous la présente comme composée d'une grande quantité d'eau, chargée de mucus, d'albumine, peut-être de fibrine et contenant les sels du sérum du sang, du moins si les analyses sont exactes, car je ne les ai pas répétées et je ne me porte pas caution pour les personnes qui les ont faites.

Un autre fait qui se rattache à l'existence de cette liqueur, c'est la présence d'une couche visqueuse grisâtre à la surface du canal digestif, depuis l'estomac jusqu'au gros intestin. Voici l'estomac de cette femme morte si rapidement dans la matinée d'hier ; vous voyez qu'il est d'une couleur rose-grisâtre et ne présente pas d'indice d'injection. Veuillez remarquer qu'en grattant avec une lame de scalpel j'enlève une couche particulière qui existe dans toute l'étendue du canal digestif.

Cette couche, est opaque , molle , diffluente. Examinée avec attention, elle offre de la ressemblance avec la matière visqueuse , floconneuse , qui se trouve dans les évacuations des cholériques, et qui très – probablement n'est pas autre chose que du mucus intestinal, qui flotte mélangé avec la sérosité ; je dis probablement , car je n'ai pas d'expériences positives à cet égard.

Au reste, l'existence d'une semblable couche n'est pas un phénomène qui n'appartienne qu'à l'état de maladie ; il se voit même à l'état de santé. J'ai déjà dit , je crois, que l'estomac des suppliciés, des guillotinés, dans lesquels il n'y a point d'altérations pathologiques ni même de troubles dans les fonctions, car en général ces hommes s'inquiètent peu de leur position et vont à la mort presque sans y songer, j'ai déjà dit que l'estomac de ces hommes présente quelque chose de fort analogue.

L'estomac des suppliciés nous a présenté plusieurs fois ce phénomène , et on ne peut guère y supposer des altérations pathologiques, car la plupart du temps ce sont des hommes en pleine santé, et qui vont à l'échafaud après avoir fait un bon repas.

Eh bien, leur estomac, exposé à l'air pendant quelques heures, présente à sa surface cette couche particulière qui n'est autre chose que le *mucus*; or, il faut se rappeler que le *mucus* ressemble à l'épiderme qui recouvre notre peau, car l'épiderme de notre peau n'est, pour ainsi dire, qu'un *mucus évaporé*, qui forme l'espèce de vernis qui nous est tant utile dans nos relations avec les corps extérieurs. Cette matière molle, diffluente, revêt la membrane, et lui forme une espèce de protection analogue à celle de l'épiderme .envers la peau. Je crois donc que dans l'état sain il existe toujours dans le canal intestinal une couche muqueuse; et je suis persuadé que la couche particulière que vous voyez chez les cholériques n'est autre chose que la couche muqueuse de l'état sain, légèrement altérée; car lorsque je la compare avec mes observations sur les estomacs des suppliciés, je n'y trouve guère de différence; seulement elle me paraît plus grise, plus diffluente et plus épaisse que sur les estomacs des individus morts subitement. Elle a toutefois chez les cholériques un caractère très-important : elle n'offre aucun indice de bile, tandis qu'elle en est abondamment imprégnée dans l'état sain. Cette couche ne peut donc être considérée comme de pure création pathologique; elle n'est, comme la plupart des phénomènes morbides, qu'une modification de l'état de santé.

Autre remarque curieuse : cette mucosité quand

ellle a été enlevée sur un point par des grattages répétés, se reproduit au bout d'un certain temps; après quatre à cinq heures il y a autant de *mucus* que dans le premier moment. Ce fait n'est pas fort extraordinaire ; toutes les productions du *mucus*, toutes les productions épidermiques, les ongles, les cheveux, se reproduisent même après la mort. Il en est de même du *mucus* intérieur ; il se reproduit même d'une manière plus évidente, plus abondante que celui de la surface de la peau.

La couche qui existe à la surface de l'estomac a beaucoup d'analogie avec celle qui appartient à l'intestin grêle, et que voici. Cette couche existe en effet dans toute la longueur du canal intestinal, et si nous prenions le gros intestin, nous verrions qu'il en est revêtu.

Il ne faut pas croire que le liquide du canal intestinal soit toujours tel que je viens de le décrire, il est quelquefois rougeâtre, d'autres fois noirâtre; dans d'autres cas, il ressemble à des lavures de chair; c'est toujours le même liquide, avec mélange d'une quantité plus ou moins considérable de la matière colorante du sang et peut-être de ses autres éléments. Au reste, il y a plus ou moins de *mucus*, la liqueur est plus ou moins séreuse; sous ce rapport il y a des variations, mais en général la liqueur des cholériques est celle que je vous ai décrite, qui ressemble à de l'eau de gruau ou de l'eau de riz; elle a été remarquée par toutes les personnes qui ont observé le choléra.

Maintenant vient la question de savoir quelle est l'origine de cette liqueur, et quels sont les agents de sa sécrétion. Si nous voulions nous en rapporter à quelques explications plus ou moins vides de sens, à quelques manières systématiques d'envisager la maladie, il ne serait pas difficile de rendre raison de la formation de cette matière ; on aurait bientôt dit : dans le choléra, le canal intestinal est soumis à une violente *irritation*, *il est enflammé*; à la suite de cette irritation et de cette inflammation, se forme l'évacuation intestinale qui simule de l'eau de gruau (on rit). Mais nous, qui nous livrons sérieusement à l'étude de la science, pouvons-nous nous satisfaire avec de telles paroles ?

Demandez aux mêmes personnes quelle est la source de ces vomissements noirs qui se remarquent dans la fièvre jaune, elles vous diront : dans la fièvre jaune il y a une *irritation* très-vive du canal intestinal, *inflammation* qui produit ces vomissements noirs. Si vous continuez à vous adresser à ces mêmes auteurs qui ont des explications si faciles, et que vous leur demandiez la raison de telle ou telle autre évacuation du canal intestinal, ils vous répondront toujours qu'il y a une irritation plus ou moins vive suivant l'abondance de la sécrétion.

Pour que de pareilles explications pussent avoir quelque valeur, il faudrait s'entendre sur les mots, et ne pas confondre deux phénomènes d'irritation. Quand on dit que l'irritation produit cette espèce d'eau de gruau, liquide inconnu jusqu'ici, et qui nous est tombé sous les yeux dans cette épidémie sans qu'aucunes prévisions physiologiques ou médicales aient pu la justifier ; il faudrait alors expliquer comment il se fait que, dans une autre maladie, il y a une sécrétion tellement noire que la maladie en a pris son nom. Serait-ce la même irritation qui fait vomir tantôt blanc, tantôt noir ? Laissons aux esprits faibles et crédules des expressions inventées pour satisfaire l'amour propre, et pour s'éviter le désagrément de convenir qu'il y a certaines choses inexplicables. Et, malheureusement, il y en a un très-grand nombre en physiologie et surtout en médecine, où la plupart des faits sont plongés dans la plus grande obscurité, quant à leur explication. Ce n'est pas en inventant quelques mots sans valeur précise qu'on peut faire avancer la science : ce sera par des observations suivies, attentives, qu'on pourra creuser dans les phénomènes, en éclairer quelques-uns et les expliquer. Je ne vous dirai donc pas que la matière qui se forme dans l'intestin du cholérique est l'effet d'une irritation ; nous verrons plus tard ce qu'il faut entendre par irritation, et surtout par inflammation. Nous verrons la différence qui existe entre une véritable inflammation et ces états particuliers où il y a plus ou moins de rougeur, de laquelle on conclut à l'inflammation. Il faut véritablement être en délire pour soutenir que tout ce qui est rouge est enflammé.

Nous avons fait une injection avec du sang de cholérique sur un intestin de cadavre (*le professeur montre une anse intestinale d'un rouge foncé*) ; nous allons ouvrir cet intestin devant vous, et vous allez y voir à sa surface muqueuse une rougeur considérable. Vous me permettrez de ne pas appeler cela un phénomène inflammatoire, car tout le monde comprend que voilà un simple phénomène physique, tandis qu'une inflammation est un phénomène vital. Dès que l'origine de pareilles modifications est connue, on est obligé de convenir qu'une rougeur peut très-bien différer d'une rougeur. Ainsi, quand il y a rougeur, il faut s'enquérir si elle est inflammatoire ou si elle dépend d'une cause mécanique qui aurait pu la causer même après la mort.

La sécrétion intestinale ne peut pas venir de l'estomac, du moins cela est peu probable ; il serait possible, à la rigueur, que des boissons, passant de l'estomac à l'intestin, vinssent à couler de manière à former un liquide dans l'intérieur du canal intestinal. Cependant, nous savons que beaucoup de cholériques qui ont l'estomac vide, qui n'ont pas bu, ont cependant évacué cette liqueur aqueuse que nous venons de vous montrer.

La source de cette liqueur ne peut être que dans les artères mésentériques qui portent le sang dans les intestins, ou dans les veines mésentériques qui rapportent le sang vers le cœur. Vous allez voir que l'on peut supposer que les veines mésentériques pourraient bien être pour quelque chose dans ces sécrétions. D'abord les intestins ont-ils une circulation durant la vie? Ce n'est pas une chose démontrée ; nous n'avons pas eu l'occasion de voir les intestins de cholériques vivants, nous ne pouvons pas dire s'il y a circulation. D'après tous les efforts infructueux que j'ai faits sur la femme dont je vous parlais au commencement de cette séance pour entendre les pulsations de l'artère aorte ventrale, je ne puis m'empêcher de supposer qu'il pourrait n'y avoir pas eu circulation dans les artères mésentériques ; car si le sang était arrivé à l'intestin, il y aurait eu des battements que, certes, j'aurais découverts au stéthoscope. Il n'est pas impossible, en effet, que la circulation intestinale soit suspendue dans certain cas, comme elle l'est dans les membres, à la face, dans d'autres parties, et peut-être aussi dans l'intérieur du corps.

Or, si la circulation était suspendue dans des cas où la sécrétion est très-abondante, vous voyez qu'il faudrait renoncer à regarder comme certain que cette sécrétion se fait par l'intermédiaire des artères ; alors d'autres suppositions viennent naturellement à l'esprit. En effet, examinons la manière dont les veines mésentériques se comportent relativement à la surface muqueuse intestinale, chacun sait qu'elles y sont infiniment ramifiées, et qu'elles y forment de nombreuses villosités ; que si on injecte du mercure dans un tronc veineux, le métal remplit

toutes ces petites villosités, et vient sortir sous la forme de gouttelettes à la surface intestinale. Il y a, en
effet, une très-grande facilité anatomique à ce que
des liqueurs introduites dans le système mésentérique veineux viennent sourdre à la surface muqueuse.
Ce fait est bien connu en anatomie, j'y ai puisé l'idée
de plusieurs expériences applicables à la question
du choléra, et que je vais vous faire connaître.

Nous avons pris des intestins de cholériques, et
nous y avons injecté différents liquides, entre autres
du sang noir provenant aussi de cholérique.

Voici une anse d'intestin partagée en deux parties par une ligature circulaire. Dans une des deux
moitiés de cette anse, j'ai fait injecter du sang de
cholérique ; il en est résulté une congestion très-prononcée dans l'intérieur de la membrane muqueuse ;
la moitié non injectée de l'intestin présente un aspect tellement différent de celle où l'injection a
été faite que, si elles étaient séparées par une section, il serait difficile de penser que ces deux pièces
appartenaient au même intestin.

Je ne regarde pas comme impossible qu'une partie du sang, poussée dans cette anse intestinale, n'ait
entraîné une certaine quantité de *mucus*, et n'ait
donné la formation du liquide que vous voyez, et
qui a la plus grande analogie entre le liquide intestinal des cholériques.

Dans la cavité de la portion injectée, vous pouvez remarquer une certaine quantité d'un liquide

visqueux rougeâtre ; si l'expérience est faite, non plus avec du sang, mais avec de l'eau, il se forme dans la cavité des intestins morts une certaine quantité de liquide, qui, pour ainsi dire, est en tout semblable à celui des évacuations qui nous occupent ; je pense même, tant est grande la ressemblance, qu'il serait difficile à un praticien exercé de reconnaître l'origine artificielle de ce dernier. Le résultat est semblable, en poussant l'eau, soit dans l'artère, soit dans la veine. Voilà un fait physiologique ou plutôt anatomique qui n'est sans doute pas l'explication de la présence du liquide dans l'intestin, mais qui est sur la voie de la donner ; car si, après la mort, on voit la liqueur se faire jour dans l'intestin, si elle entraîne la mucosité intestinale, si le liquide qui résulte de ce mélange représente exactement la liqueur de l'intestin, rien ne répugne à supposer quelque chose d'analogue dans la vie.

Remarquez bien que l'estomac et l'intestin ne sont pas du tout dans la condition circulatoire connue des organes ; les veines qui rapportent le sang au cœur par l'influence du ventricule gauche traversent le système de la veine porte et le foie. Il y a là une circulation particulière, qui non-seulement diffère de la grande circulation sous le rapport de l'existence des capillaires hépatiques, mais surtout par la pression abdominale exercée sur tous les organes du bas-ventre, cette cause accessoire

qui contribue si puissamment à la circulation abdominale ; il est possible que, sous l'influence de
cette cause, il y eût une sécrétion dans l'intestin
aux dépens du sang contenu dans les veines, et
non pas aux dépens de celui des artères. Mais laissons les suppositions, et parlons expériences :

Poussez dans l'artère d'un intestin cholérique de
l'eau, elle arrive dans le tissu intestinal. Il se passe
ici un phénomène remarquable, sur lequel j'appellerai votre attention. Le liquide que l'on pousse
par l'artère revient facilement par la veine.

Notez bien ce fait, il est très-curieux, en ce qu'il
vous donne la preuve qu'il n'y a pas obstruction
dans des parties où il peut exister une grande injection.

Dans la séance prochaine, lorsque nous étudierons la réaction et ses différents phénomènes dans
les symptômes et dans les organes, nous vous montrerons des pièces pathologiques où il y a eu réellement après la mort des injections considérables
de la membrane, et où cependant en poussant une
injection, nous avons fait disparaître les traces de
sang qui existaient dans le système artériel et veineux. Il a suffi de pousser une injection dans l'artère pour que l'eau, passant à travers le système capillaire, entraînât la matière colorante du sang et
le sang lui-même, de sorte que l'intestin devient
aussi net, aussi blanc que s'il n'avait pas été rempli de sang. Je vous le demande, est-ce que l'in-

flammation pourrait permettre de semblables modifications? Quand il y a réellement inflammation ,
quand il y a épanchement dans le tissu de l'organe , vous auriez beau pousser une injection pour
laver le système vasculaire , vous ne feriez pas disparaître cette altération-là.

Il y a donc un certain phénomène pathologique
qu'on appellera si l'on veut inflammation, bien que
cette expression soit absurde, mais plus il sera étudié avec soin, et plus on acquerra la preuve qu'il
diffère tout-à-fait d'un autre phénomène, où il y
a aussi rougeur, où cependant le sang contenu dans
les vaisseaux sort par le fait d'une simple injection
aqueuse.

Il se passe dans la même expérience un autre
phénomène fort remarquable, et qui est de nature
à jeter quelque lumière sur le mode de formation
du liquide évacué par les cholériques ; en même
temps que l'eau injectée dans l'artère revient par
la veine, une partie de ce liquide s'exhale dans la
cavité de l'intestin comme vous allez le voir vous-
même dans l'expérience qui va être faite sous vos
yeux.

Voilà un liquide intestinal formé après la mort ;
c'est là un fait anatomique. Nous avons souvent
vu des liqueurs de cholériques qui avaient tout-
à-fait l'aspect de ce liquide. S'il eût été extrait des
vases de nos malades, il n'aurait pas manqué de
passer pour une sécrétion cholérique.

Je ne prétends pas cependant avoir entièrement représenté la sécrétion d'un cholérique ; mais je pense qu'il était utile d'indiquer ce fait anatomique comme une circonstance qui accompagne probablement la sécrétion durant la vie.

Quand on injecte par la veine, le même phénomène a lieu , et même d'une manière plus prononcée ; la liqueur qui se dépose dans la cavité de l'intestin ressemble encore plus à celle qu'on trouve durant la vie , que quand on injecte par l'artère. Cette seconde expérience est encore plus facile à exécuter que la première.

Ainsi vous voyez que la production de la liqueur dans l'estomac et l'intestin n'est pas une question aussi simple qu'on aurait pu le penser ; et qu'il ne suffit pas d'avancer qu'elle dépend d'un accroissement de la sécrétion, soit de la membrane muqueuse intestinale elle-même , soit des follicules moyens qu'elle renferme. Il faudrait expliquer comment cette liqueur est si abondante et offre les caractères singuliers qui lui sont propres. Nous voyons que la quantité du sang des cholériques est beaucoup diminuée ; comme ils ne perdent que par les voies digestives, il est probable que c'est par là que le sang s'échappe. Le sang étant plus épais, nous pouvons conclure que sa diminution du *sérum* est pour beaucoup dans la diminution de la fluidité. La surface intestinale est sans doute la voie d'évacuation qu'a prise la nature pour chasser une partie de

la sérosité du sang. Mais il n'est pas moins très-
probable que dans les intestins des cholériques
froids, il y a suspension totale de la circulation.
Hier encore, je vous le répète, en écoutant avec le
plus grand soin l'artère aorte ventrale, il m'a été
impossible de ne pas supposer que la circulation
était suspendue dans ce vaisseau. S'il en est ainsi,
la circulation est nulle dans les branches qui en
dépendent. On pourrait supposer que le sang con-
centré dans le système veineux, refoulé vers les
intestins par les efforts que causent les vomissements, arrive à se répandre à la surface intestinale,
comme vous avez vu tout-à-l'heure une partie dé
l'injection du sang se répandre dans l'intestin et
former un liquide que nous avons mis sous vos
yeux.

Toujours faudrait-il expliquer comment il reste
une grande quantité de liquide dans le canal intestinal. D'ailleurs, beaucoup de cholériques se sont
réveillés pendant la nuit, et ont senti sortir ce même
liquide avant d'avoir éprouvé les contractions abdominales et des vomissements proprement dits.

Vous voyez que nous sommes arrivés ici aux
conjectures les plus probables que l'on puisse faire.
arrêtons-nous ; quiconque affirme positivement comment se fait un pareil phénomène s'abuse, ou bien
abuse les autres. Il n'est pas, je pense, de données
à la connaissance des physiologistes que j'ignore
complétement ; eh bien. j'affirme qu'on ne peut

expliquer entièrement la sécrétion qui se passe dans le canal intestinal : encore bien moins irai-je chercher, pour l'explication de cette sécrétion, les follicules qui existent dans le canal intestinal. Quand on a étudié avec attention la manière dont se fait la sécrétion, on sait que la plus grande partie de la sécrétion ne se fait pas par les follicules, parce qu'ils sont en trop petit nombre pour verser une aussi grande quantité de liquide. Ils concourent, je le veux bien, à la sécrétion intestinale, mais on ne peut les regarder comme son unique source. En effet, quand vous prenez un animal vivant, que vous incisez l'intestin, que vous mettez à nu sa membrane muqueuse, à peine l'avez-vous essuyée que vous voyez reparaître une nouvelle couche muqueuse. Ce n'est pas par des follicules, mais par la membrane muqueuse elle-même, que se fait la sécrétion intestinale; ce point physiologique est hors de toute espèce de difficulté.

Tels sont, messieurs, les faits que je voulais vous présenter dans cette séance ; vous voyez dans quelles limites je me restreins. Je me borne à vous présenter des phénomènes de clinique, des phénomènes pathologiques; je cherche à les rattacher à des phénomènes physiologiques ; je cherche de bonne foi à trouver des explications de ces phénomènes. Quand les circonstances l'exigent, je conviens franchement de mon ignorance ; car ce que je redoute par-dessus tout, ce sont ces prétendues explications.

qui ne sont que des leurres propres à vous aveugler et à vous empêcher de chercher vous-mêmes à découvrir la véritable explication. En effet, quand on prétend expliquer un phénomène et qu'on ne l'explique pas réellement, les personnes qui ont en vous quelque confiance sont dans une position fâcheuse : car, s'en rapportant à vous, elles ne s'inquiètent plus de la manière dont peut se passer un phénomène, elles restent dans une erreur parfois très-fatale pendant un temps plus ou moins long ; tandis qu'en disant à un jeune homme : « Voilà un phénomène que je n'ai pu expliquer », son esprit travaille, il fait des conjectures qu'il cherche à vérifier par des expériences, et il est possible, si c'est un homme de génie, qu'il explique ce que les autres n'ont pu comprendre. Telle est la marche que je suis depuis bien long-temps dans mes cours ; c'est dans la même voie que j'ai fait mes premières leçons sur le choléra : je ne m'en écarterai pas davantage en traitant dans les séances suivantes des autres points qui ont rapport à la maladie dont nous faisons l'étude.

Analyse du liquide recueilli dans le cæcum d'une femme morte du choléra ; par M. Lassaigne.

Ce liquide, au moment où il nous a été remis, avait une odeur excrémentitielle très-forte ; la couleur était jaune roussâtre ; il présentait des caractères d'alcalinité très-prononcés. La présence des éléments biliaires n'a pu être démontrée dans ce liquide, que nous avons d'ailleurs trouvé composé de :

Eau.	93,75
Albumine..	
Matière colorante du sang.	
Matière jaune soluble dans l'eau et l'alcool, et analogue à l'osmazôme.	
Matière grasse.	
Soude.	6,25
Chlorure de sodium.	
Chlorure de potassium.	
Phosphate alcalin.	
Phosphates terreux.	
	100,00

Ce liquide, comme il est aisé de le voir, a, par sa composition chimique, la plus grande analogie avec la partie séreuse du sang.

Quatrième leçon

SUR

LE CHOLÉRA-MORBUS.

MESSIEURS,

Je vous disais en commençant la leçon précédente que malheureusement il était encore impossible d'affirmer que l'épidémie touchât à son terme. Depuis lors nous en avons eu la preuve; car, il est entré dans notre service, à l'Hôtel-Dieu, un assez grand nombre d'individus cholériques dans un état tout aussi grave qu'au commencement de l'épidémie. Je dirai même que la période de froid s'est montrée chez quelques-uns avec une tenacité que nous avions rarement rencontrée même au début de la maladie, une persistance telle, qu'il nous a été impossible de les réchauffer, et pourtant les élèves et les gens de service ont acquis aujourd'hui une grande habitude des soins à donner à ce genre de malades.

Depuis le début de la maladie nous n'avions peut-être pas encore observé une aussi grande persistance de la période algide.

L'épidémie nous donne encore des preuves bien pénibles de sa présence en frappant sur nos savants les plus distingués. En effet, d'après ce qu'on a écrit de la maladie de M. Cuvier, et d'après les détails qui m'ont été fournis par M. le professeur Bérard, qui a fait l'auptosie, je soupçonne fort que notre célèbre confrère est mort sous l'influence cholérique. Les symptômes qu'il a présentés sont tels, que si on n'avait point connaissance de l'existence de l'épidémie, on ne pourrait sans doute y reconnaître un choléra; mais je vous ai signalé, il y a peu de jours, la paralysie dans les membres et la difficulté de la déglutition comme des symptômes cholériques. Nous avons vu plusieurs fois ces phénomènes, et déjà même, dans mon excursion en Angleterre, j'ai eu occasion de le remarquer. Un ministre écossais, présentant une lésion grave des fonctions du pharinx de l'œsophage, mourut en quelques heures sous nos yeux. Ce fait fut rendu public à Sunderland. Je n'ai point vu M. Cuvier durant sa maladie, je n'ai point assisté à son autopsie, je ne puis donc rien affirmer sur la nature de sa maladie; mais je dis qu'il est à craindre qu'il n'ait succombé à l'épidémie avec des symptômes insidieux. J'apprends à l'instant que M. Sérulas, l'un de nos plus habiles chimistes, et qui dans ce moment même s'occupait avec son zèle ordinaire de toutes les questions chimiques relatives au choléra, vient lui-même d'en être frappé. J'ignore si son état est grave ; mais il en faut malheureusement conclure que l'épidémie continue ses ravages, et que nous tous médecins nous devons redoubler de zèle pour secourir les malades.

Je me suis attaché, dans la dernière séance, à vous peindre les phénomènes que présentent chez les cholériques les organes de la digestion. Je vous ai montré le liquide rendu par les malades, liquide extraordinaire, inconnu des médecins, et caractérisé comme représentant l'*eau de riz*, l'*eau de gruau*. Ce liquide est à peu près le même, qu'il vienne de l'estomac ou des intestins ; cependant, avec de l'habitude, on parvient à distinguer son origine. Dans les vomissements, une partie floconneuse se dépose, et un liquide trouble surnage ; dans les selles, la matière opaque est plus mélangée, il semble que la matière amylacée soit mieux dissoute.

Nous avons présenté quelques observations sur le mode de formation de ce liquide, et nous avons démontré que son origine ne pouvait être rattachée à une inflammation intestinale.

Une semblable explication est en effet trop vague, ou plutôt c'est le phénomène lui-même exprimé en d'autres termes. Je vous ai dit d'ailleurs que si cette explication avait quelque vraisemblance comme théorie, elle ne tenait pas devant l'expérience. Une inflammation n'est pas attestée par une simple rougeur aperçue dans certains points du canal intestinal dans les premiers temps du choléra. J'ai mis sous vos yeux, à la dernière séance, l'estomac et l'intestin d'une femme morte en douze heures. Dans toute l'étendue de ces viscères, vous avez vu une couche de mucosité blanchâtre et en partie liquéfiée, mais rien qui ressemblât à une inflammation. Les personnes qui ont examiné les intestins d'individus tués instantanément par une balle, ou toute autre cause brusque, ont pu leur reconnaître une analogie frappante avec ceux des cholériques ; en les envisageant par la face externe, je ne pourrais pas distinguer les intestins d'un cholérique d'avec ceux d'un homme tué brusquement. Je parle ici du choléra froid et terminé en quelques heures ; car les intestins se colorent avec le temps, et l'on peut même dire jusqu'à un certain point *l'âge* du choléra, c'est-à-dire sa durée avant la mort, à leur couleur rouge plus ou moins foncée.

Si le choléra a duré un certain temps, vingt-quatre heures par exemple, la couleur de l'intestin est plus rouge que dans l'état sain. C'est ce que vous pouvez vérifier sur l'intestin que je vous présente et qui a cet âge du choléra. Vous y voyez la modification que présentent les intestins d'individus morts dans le froid en vingt-quatre heures. Là, il est encore difficile de prétendre à l'existence d'une inflammation ; mais si la maladie, toujours dans la période de froid, ne se termine qu'après quarante-huit heures, alors peut-être il serait à la rigueur possible de contester sur l'existence de l'inflammation; des médecins pourraient dire, à la vue des intestins, voilà une inflammation intestinale. Certes, ceux qui n'ont point une grande connaissance des intestins peuvent se tromper et croire à l'inflammation. Mais avant de croire à une inflammation, c'est-à-dire une maladie particulière du système capillaire, une altération du tissu qui fait communiquer les artères et les veines, car une inflammation n'est autre chose que cela, il faut voir si la couleur que l'on observe ne tient point à une congestion sanguine. Vous vous rappelez que nous avons simulé cette congestion, dans la séance dernière, par l'injection de sang cholérique dans une anse intestinale, qui prit tout-à-fait l'apparence d'une inflammation aiguë des plus intense.

Je vais vous montrer quelques préparations nouvelles, car je ne saurais trop démontrer, et je voudrais appuyer de démonstrations tout ce que j'avance.

La question qui nous occupe est importante, sinon difficile, car à mes yeux la question d'inflammation n'est pas difficile à juger, et je veux qu'elle devienne claire pour tout le monde.

Voici trois pièces anatomiques préparées avec des intestins de cholériques pris à diverses époques de la maladie. L'une vient d'un choléra de vingt-quatre heures : comme vous voyez, elle présente un aspect sain, avec légère congestion des veines; la seconde a été injectée dans la moitié de sa longueur de sang cholérique par M. Loir, mon préparateur : vous pouvez y distinguer aisément la partie injectée et la partie intacte; la troisième pièce, prise sur un malade de quarante heures, est à son état naturel, et vous voyez qu'elle ressemble si bien à la portion injectée de la pièce précédente, qu'on croirait qu'elles viennent du même individu.

Ces pièces ne résolvent pas la question ; mais il y a un moyen de la rendre claire pour tout le monde.

S'il existe une inflammation, une inflammation telle que tout médecin doit la concevoir, c'est-à-dire s'il y a obstruction des vaisseaux, cessation de communication entre les artères et les veines, s'il y a suspension du travail nutritif, en injectant un liquide, on ne verra point cesser l'apparence d'inflammation. Je n'ai point trouvé d'intestin enflammé ; si je le puis, je vous en montrerai un. Je dis que s'il y a inflammation, elle doit persister même après une injection aqueuse dans le système artériel et veineux; c'est ce qui n'arrive pas dans le choléra : en injectant l'intestin, vous le voyez devenir blanc et le sang qu'il contenait être chassé. Il faut conclure de là qu'il n'y a point inflammation, mais seulement stagnation ; aussi, selon moi, il est impossible d'attribuer la sécrétion particulière de l'intestin à l'inflammation.

Nous parlons ici de l'état froid. Plus tard, en par-

lant de la réaction, nous reprendrons ces phénomènes, et nous les étudierons comme nous l'avons
fait dans la période algide.

J'ai dit aussi dans la dernière séance qu'il était
difficile de croire que les follicules isolés et les
follicules agglomérés qui existent dans la muqueuse
intestinale fussent le siége de la maladie ; il y a
si loin de l'action supposée de ces petits corps à la
terrible maladie qui nous occupe! Si ces glandes ou
follicules étaient toujours développés dans le choléra, cette coïncidence pourrait éveiller l'attention.
Mais il n'en est rien, souvent il m'a été impossible
de les apercevoir ; ajoutons qu'ils se montrent gon-
flés et saillants dans des maladies qui diffèrent du
choléra, par exemple chez des sujets morts de la
fièvre scarlatine, comme j'en mets un exemple sous
vos yeux. Je dis qu'on ne peut rien conclure du
gonflement des glandes muqueuses intestinales du
choléra. Il est bien de le noter quand il existe, mais
il ne faut pas, je pense, y attacher une grande importance.

En voilà assez sur ce point. D'ailleurs, nous avons
besoin d'avancer.

Parlons de l'une des questions les plus utiles à traiter à l'occasion du choléra, l'absorption intestinale.

C'est dans l'estomac que nous introduisons les médicaments, c'est dans les intestins qu'on les injecte
par les lavements. Il s'agit de savoir, d'après ce que
nous savons de la circulation, chez les cholériques,

si l'absorption intestinale continue chez eux, et si par conséquent les boissons et les remèdes administrés s'introduisent dans la circulation. Il y a des raisons pour et des raisons contre.

Si, durant le froid, la circulation existe dans la cavité digestive, l'absorption par les veines doit avoir lieu ; car je ne pense pas que personne parmi vous pense que l'absorption des liquides ait lieu par le système chylifère, c'est une idée abandonnée. Mais si l'absorption ne se faisait pas par le système digestif, quelques médicaments qu'on plaçât dans l'estomac ou les intestins, il serait sans effet jusqu'à ce que la réaction fût rétablie. Depuis long-temps on a constaté, dans l'Inde comme en Europe, que certains individus, prenant des doses énormes d'opium, n'en éprouvaient aucune modification pendant les premiers temps de la maladie, mais présentaient ensuite tous les phénomènes de l'empoisonnement par l'opium. D'après ce fait incontestable, il serait donc probable que pendant la période de froid il y a absence d'absorption dans l'estomac et les intestins ; mais on peut encore supposer que durant cette période, la circulation étant diminuée, les médicaments n'ont pas sur le système nerveux leur effet ordinaire.

Mais il ne suffit point de supposer, il faut expérimenter. Il est assez difficile de vérifier l'action de l'estomac sur les médicaments, car durant la période de froid il y a des vomissements si fréquents, que les médicaments sont presque toujours rejetés.

Il n'en est pas ainsi pour les intestins. On peut y porter des médicaments et vérifier s'ils sont absorbés. J'ai fait des expériences sur ce point important, qui intéresse à la fois et la physiologie et la médecine pratique. Car s'il n'y a point absorption, il est inutile de donner des médicaments ; s'il y a absorption, il faut ne point forcer les doses, et donner des médicaments en proportions assorties à l'état de résistance de l'individu.

Nous avons injecté dans le gros intestin, chez des individus cholériques, des substances qui, d'après les faits connus, doivent passer immédiatement par la circulation, arriver aux poumons, sortir par la transpiration pulmonaire et se manifester au dehors par leur odeur.

Nous avons choisi le camphre, qui, d'ailleurs, convient pour rétablir la circulation et la force contractile du cœur.

Nous avons remarqué qu'à la vérité l'absorption intestinale ne se fait pas aussi rapidement que dans l'état ordinaire, mais que cependant elle se fait encore durant la période algide, alors que la circulation a cessé dans les membres et dans la face. Nous avons reconnu dans la transpiration pulmonaire le camphre que nous avions injecté dans le gros intestin.

L'absorption intestinale se fait donc pendant la

période de froid, mais plus lentement, car un malade ordinaire auquel on donne un lavement de
camphre, en exhale l'odeur par la respiration au
bout d'une minute ; tandis qu'il faut cinq minutes
et plus pour obtenir le même effet chez les cholériques.

Les malades sur lesquels nous avons fait ces expériences, présentaient des pulsations à l'artère crurale et à l'aorte ventrale ; chez ceux où toute circulation a cessé, même dans l'artère crurale, l'absorption intestinale a-t-elle lieu ? C'est une expérience
que je n'ai pas faite.

Si l'artère crurale bat, le tronc cœliaque, les artères mésentériques, doivent battre ; or, de ce que
dans ces circonstances nous avons reconnu l'absorption chez les cholériques, il n'en faut pas conclure
qu'elle a lieu chez les cholériques à tous les degrés.

Nous avons fait aussi cette expérience avec de
l'éther, notamment sur la femme dont vous avez
l'intestin sous les yeux, qui est morte au bout de
vingt-quatre heures. Je lui ai donné moi-même le
lavement d'éther, pour reconnaître la quantité ; je
lui ai donné durant la période du froid le plus complet, avec battement de l'artère crurale. Après quelques minutes, elle nous a offert l'odeur d'éther par
sa respiration. L'effet a été plus lent que dans l'é-
tat ordinaire, mais enfin il a eu lieu.

Voilà des faits qui démontrent l'absorption intestinale chez des individus qui offrent des battements

à l'artère crurale. Aussi, dans ce cas, on ne donnera pas des doses trop fortes d'opium ni d'autres substances. Je dois ajouter cependant que j'ai rencontré des cas où dans les mêmes circonstances, c'est-à-dire avec battements de l'artère crurale, je n'ai pu observer aucun indice d'absorption. Mais, direz-vous, de ce que le camphre et l'éther sont absorbés, faut-il en conclure que toutes les autres substances le soient ; car ces dernières substances s'imbibent et sont absorbées rapidement, et il se pourrait qu'il n'en fût pas ainsi d'une simple liqueur aqueuse. C'est là une supposition. Cependant quand on réfléchit à l'état du sang chez les cholériques, à son état épais, noir, on est porté à croire que l'absorption des lavements ne se fait pas aussi rapidement que dans l'état ordinaire. La preuve, c'est ce qui se passe pendant la réaction, lorsque la circulation recommence : l'absorption, reprenant son cours ordinaire, les boissons, les lavements passent par la circulation ; s'ils sont vénéneux, ils produisent, dit-on, car je n'ai pas vu ce fait par moi-même, les phénomènes de l'empoisonnement.

Je vais maintenant vous parler du système chylifère et du canal thoracique.

J'ai plusieurs fois examiné en Angleterre et à Paris le système chylifère des cholériques ; je n'y ai rien trouvé digne de remarque. Chez les cholériques qui meurent dans le froid, le système chylifère est absolument le même que dans l'état sain ;

il n'y a rien qui rappelle l'existence du chyle. La digestion paraît suspendue par la présence de la couche
muqueuse qui revêt la surface intestinale ; les aliments qu'on y rencontre ne sont point altérés. Nous
avons souvent trouvé dans le canal digestif des substances alimentaires intactes, sans indice de commencement de digestion, des légumes, des vian-
des, etc. ; jamais nous n'avons vu de chyle dans le système absorbant, ni de lymphe dans les ganglions
lymphatiques. Ceux-ci sont dans leur état ordinaire,
blancs, rosés, en un mot parfaitement sains. Quand
on les comprime, ils laissent échapper un peu de
sérosité, comme il arrive chez les suppliciés.

Quant au canal thoracique, il n'offre rien de
particulier. Nous en avons encore ouvert un ce matin : il était vide, sans aucune altération pathologique.

Voilà des faits qui se rattachent au choléra. Ils
n'ont pas la même importance que ceux dont je vous
ai d'abord entretenus, car personne ne s'est encore
avisé de placer le siége du choléra dans le système
lymphatique. Mais ce qui n'a pas été fait pourrait
se faire ; j'ai cru devoir, en attendant , constater
ces résultats.

Je vais vous parler de la circulation du sang dans
les poumons, de la transpiration pulmonaire, en
un mot, de la respiration. Il s'agit d'étudier les
fonctions des poumons chez les individus cholériques ; la question est du plus haut intérêt.

Examinez les poumons d'un individu mort du choléra, vous serez frappés, dans la plupart des cas, de leur parfaite intégrité; c'est un fait qu'il faut admettre, car nous le voyons tous les jours; et ce-pendant il est difficile, en présence de la circula-tion suspendue ou du moins très-affaiblie, et sur-tout du refroidissement général du corps, de ne pas penser que les fonctions du poumon et parti-culièrement la calorification sont gravement com-promises. Mais il ne s'agit pas d'étudier la question par conjecture, mais il faut examiner à fond ce qui est, non pas par la voie de simples observations superficielles, mais par celle des expériences.

Quand on réfléchit à l'état du sang chez les cholériques, quand on sait qu'il est noir, épais, visqueux, la première idée qui vous vient, lors-qu'on est au courant de la physiologie expérimen-tale, c'est que ce sang, trop épais pour circuler, obs-true les vaisseaux pulmonaires et produit la mort, comme dans une expérience que j'ai plusieurs fois faite dans mes cours, et que je vais vous rappeler. Prenez un chien, injectez dans sa veine jugulaire quelques substances innocentes, sous le rapport de la composition chimique, par exemple, de l'huile d'olive, ou une solution d'amidon un peu visqueuse, l'animal va périr. Administrées de toute autre ma-nière, en quantité très-considérable, ces substances ne feraient éprouver aucun dommage à l'animal; tandis qu'une petite quantité de ces liquides, injectée dans la veine jugulaire, le fait mourir en quelques instants. L'huile d'olive n'est cependant pas un poison; mais elle a une qualité physique qui s'oppose à ce qu'elle puisse circuler impunément dans le système sanguin d'un animal. En effet, cette substance, introduite dans la veine jugulaire, arrive au système capillaire pulmonaire, dont l'extrême ténuité est connue. Or, en raison de sa viscosité, elle s'arrête dans les capillaires des poumons, les bouche et empêche le passage du sang; alors plus de circulation, plus de transformation du sang noir en sang rouge, par conséquent cessation de la vie. Voilà ce qui explique qu'une faible injection d'huile d'olive dans la veine jugulaire d'un animal lui donne la mort immédiatement. Une solution de gomme produirait le même effet.

Un célèbre chirurgien que j'ai déjà cité, M. Diffembach, a donc pu supposer que, dans le choléra, il y avait quelque chose d'analogue; qu'il pouvait se faire que par l'effet de la maladie, le sang devenant plus visqueux qu'il ne l'est ordinairement, présentât les propriétés physiques de la gomme et de l'huile, et que, devenant trop épais pour se partager en globules assez ténus pour passer dans les capillaires des poumons. ce sang ne vînt ainsi empêcher la circulation. Cependant, s'il en était ainsi, il y aurait mort subite, comme dans l'expérience que je viens de vous citer; tandis que l'on voit des cholériques prolonger leur reste de vie pendant plusieurs jours. D'ailleurs, l'autopsie des poumons dément cette hypothèse ; en effet, il est difficile de voir quelque chose de plus sain que les poumons des cholériques ; seulement vous pourrez remarquer un peu de congestion vers le lobe postérieur : c'est un effet connu de la position du malade et de la pesanteur ; mais le poumon est dans son intégrité. Nous avons bien trouvé, et nous vous montrerons des cas d'emphysème des poumons, cela tient à la manière dont se font les derniers mouvements respiratoires.

J'ai constaté par nombre d'expériences le fait suivant : Vous prenez le poumon d'un cholérique, et vous introduisez un tube dans l'artère pulmonaire, par ce tube vous injectez de l'eau ; si le poumon est obstrué, comme dans l'expérience dont je parlais il n'y a qu'un instant, si les capillaires sont bouchés au moyen d'une matière visqueuse, vous aurez beau injecter de l'eau, elle ne passera pas. C'est ainsi que dans les pneumoniques on pousse en vain de l'eau dans un poumon malade, rien ne passe dans le système veineux. Dans le cas présent, l'eau reste en très-grande quantité dans l'artère pulmonaire ; il se fait une extravasation, un œdème pulmonaire, tout concourt à prouver que la circulation était impossible. Dans tous les essais que nous avons faits sur des poumons de cholériques pour savoir s'il y avait obstruction, nous avons trouvé au contraire que les injections passaient avec la plus grande facilité de l'artère pulmonaire dans la veine pulmonaire. Ainsi, les voies de la circulation pulmonaires sont libres, rien n'empêche le sang de traverser les poumons, si l'impulsion du cœur est assez forte pour pousser le sang dans ces parties.

Ceci vous prouve qu'on ne peut même supposer l'inflammation du poumon dans le choléra : je ne pense même pas que personne y ait songé ; les idées qui portent sur l'inflammation se rattachent au canal intestinal ; on n'a pas encore dit que le choléra fût une affection pneumonique. cela pourra bien venir, mais l'expérience que je viens de citer suffira, je l'espère. pour donner un démenti formel à cette nouvelle hypothèse ; car, encore une fois, dans toutes les véritables pneumonies, il y a impossibilité de faire passer une injection de l'artère dans la veine pulmonaire, il y a obstruction entre la veine et l'artère ; c'est là le caractère essentiel de la pneumonie, il ne se reproduit pas dans le cas du choléra. La circulation n'est donc pas empêchée par aucune cause physique ; il n'y a pas d'inflammation, puisque les injections passent facilement. La continuation de la circulation à travers le tissu pulmonaire est un point capital relatif à l'histoire de la respiration des cholériques.

Passons à quelques autres questions relatives à cette fonction. Il est bien certain que, durant la période de froid. le sang. qui traverse les pou-

mons, ne s'y transforme pas de sang veineux en
sang artériel, ou du moins que la coloration écarlate, qui indique aux physiologistes que l'acte
respiratoire est consommé, n'a pas lieu. Ouvrez,
en effet, l'artère d'un cholérique : dans le cas
où la circulation continue, vous voyez sortir du
sang, tel que celui que vous avez sous les yeux
(*montrant un vase rempli d'un sang très-noir.*) Ainsi,
la transformation de couleur du sang veineux en sang
artériel ne se fait pas, le sang passe, mais sans
changer de couleur. C'est là un fait remarquable ;
car le sang des cholériques se colore pourtant
quand il est en contact avec l'air; il y a là un certain effet qui ressemble à la respiration. Maintenant
il faudrait s'enquérir avec beaucoup de soin si l'air
subit les transformations ordinaires. M. J. Davy a
fait quelques tentatives à cet égard, et il assure que
la proportion d'acide carbonique qu'on trouve dans
l'air expiré d'un homme sain est en plus grande quantité que dans l'air expiré d'un cholérique. Je ne trouve
pas assez de variété, de précision dans ces expériences, pour avoir une entière confiance dans leurs résultats. Ici, quelques personnes ont aussi fait des tentatives; ainsi, M. Leroy m'a dit avoir reconnu avec
M. Baruel, préparateur de chimie à la Faculté
des Sciences, par l'analyse de l'air expiré des cholériques, qu'il n'était pas altéré, qu'il ressemblait à
de l'air atmosphérique ordinaire; qu'on y trouvait
les mêmes proportions d'azote et d'oxigène. J'en-

gage les médecins qui me suivent dans ma clinique à faire cette expérience ; pour ma part j'espère, dans la séance prochaine, vous en donner les résultats.

Quoi qu'il en soit, il n'est pas impossible que la quantité d'oxigène absorbée soit moindre que dans l'état ordinaire. Du reste, si vous examinez l'air qui sort des poumons, vous voyez qu'il est chargé de transpiration pulmonaire On a remarqué que cette transpiration est tantôt froide, que tantôt elle conserve une certaine température ; quelquefois l'air expiré des cholériques est accompagné d'une odeur très-fétide, d'autres fois il n'a aucune odeur ; il y a des médecins qui attachent une très-grande importance à ne pas respirer l'air expiré des cholériques, et qui recommandent de tourner l'occiput au visage des malades pendant qu'on leur touche le pouls. La crainte me paraît mal fondée ; je l'ai respiré cent fois cet air, et souvent alors qu'il était très-fétide, les personnes qui m'accompagnent dans ma clinique le respirent journellement, et nous n'avons pas été frappés de cette propriété délétère et vénéneuse dont on parle avec effroi. Cette odeur, il est vrai, n'est pas très-agréable ; mais, dans l'exercice de notre profession, nous avons si souvent occasion de sentir des odeurs fétides, qu'il ne vaut pas la peine de distinguer celle-là.

Je n'ai rien aujourd'hui à vous dire sur la respiration ; mais maintenant que les questions sont bien posées, j'espère prochainement pouvoir vous dire quelque chose de positif à ce sujet.

Passons à un autre côté de la question, aux mouvements de la respiration des cholériques; ils sont faciles à percevoir, et ils méritent une grande attention.

Le cholérique froid présente tantôt une respiration ordinaire pour le nombre et l'étendue des mouvements, tantôt une accélération extrême, avec des contractions énergiques, et des efforts, des convulsions dans les muscles respirateurs. Cette manière différente de respirer a une assez grande importance sous le rapport du pronostic de la maladie. Quand la respiration se fait avec un mouvement régulier, ce n'est pas là un signe fâcheux; j'ai rarement vu, au contraire, les cholériques respirant avec peine et douleur, fortement oppressés et faisant des efforts, des convulsions extrêmes pour ouvrir leur poitrine, j'ai vu, dis-je, rarement ces cholériques ne pas succomber. Je regarde donc comme de mauvais augure cette difficulté extrême, cette oppression qu'éprouvent les cholériques en respirant. Notez que cette oppression ne vient pas de ce que l'air n'entre pas dans les poumons; tout le monde l'a remarqué : en écoutant la respiration des cholériques, on entend arriver l'air jusqu'aux dernières vésicules pulmonaires, on entend partout l'air entrer et sortir dans la respiration. Quelquefois la respiration n'est pas aussi franche que dans l'état sain, mais enfin les mouvements de la respiration s'effectuent d'une manière complète : cela se prouve bien par l'étude des poumons après la mort.

Ainsi l'air pénètre partout le poumon ; si la respiration ne se fait pas, cela tient donc à d'autres causes. Il résulte des efforts que cause cette oppression, un état particulier des poumons, qui est un véritable emphysème. Quand le malade n'a succombé qu'au bout de trente à trente-six heures, il est rare de ne pas trouver les poumons emphysémateux ; vous voyez les lobules pulmonaires séparées par de l'air, et quelquefois même la plèvre pulmonaire soulevée par une certaine quantité d'air ; de sorte que l'une des conséquences de ces efforts est de produire l'emphysème des poumons.

Ces considérations ne se rattachent pas immédiatement au choléra, mais elles montrent quelle influence peuvent avoir sur la respiration ces efforts considérables que font les malades pour respirer.

Je vous ai dit ce que l'étude attentive de la respiration des cholériques permet de constater. Je vous ai fait remarquer un assez grand nombre de faits très-importants. mais il s'en faut de beaucoup que nous puissions rendre raison des phénomènes qu'elle présente :

Par exemple, nous avons reconnu ce phénomène remarquable, que le sang passe à travers le poumon, et cet autre tout aussi remarquable, que le sang veineux des cholériques ne se transforme pas en sang artériel ; du moins que s'il se transforme, la transformation n'a pas lieu dans la couleur, car il pourrait se faire que du sang fût artériel sans avoir la coloration vermeille ; il serait possible que la respiration eût lieu encore, bien que la transformation du sang noir en sang artériel ne se fît pas. S'il était vrai que la coloration du sang se fît après la mort, et que cette transformation fût accompagnée de formation d'acide carbonique, cela rendrait encore la question plus obscure ; on se demanderait comment il se fait que du sang dans des conditions physiques ordinaires, ne se transformât pas pour la couleur et pour d'autres caractères. Nous pourrons peut-être un jour soulever le voile qui couvre ce mystère.

Mais l'heure est écoulée, je suis obligé de m'arrêter. Dans la séance prochaine j'espère terminer l'histoire du choléra algide, et passer au choléra dans l'état de réaction.

Cinquième leçon

SUR

LE CHOLÉRA-MORBUS.

MESSIEURS,

Dans la dernière séance, nous avons abordé plusieurs questions du plus grand intérêt touchant le sujet qui nous occupe. Des expériences faites sous vos yeux ont démontré que la rougeur des intestins de cholériques morts durant le froid est différente de celle qui est propre à l'inflammation, tellement différente, que si le phénomène est étudié avec soin, au lieu de se contenter de la simple vue, comme pourrait le faire un observateur superficiel, le soupçon qu'il existe une inflammation ne vient même pas à l'esprit.

Voilà ce qui résulte de faits nombreux, d'anato

mie, de physiologie et d'observations directes et multipliées sur les cadavres des individus qui ont succombé à l'épidémie.

Plus tard, en étudiant le canal intestinal chez les individus morts dans la période de réaction, nous discuterons la couleur qui se trouve dans le canal intestinal. Mais j'insiste sur cette vérité, que chez les individus morts *durant la période algide*, aucun médecin éclairé ne peut *soupçonner* inflammation du canal intestinal. C'est, je le répète, ce que vous avez reconnu par l'expérience que j'ai faite dans la séance dernière, et dont le résultat peut encore vous être montré; voici l'intestin aujourd'hui desséché : il est partagé par une ligature ; d'un côté vous voyez une rougeur prononcée, une stagnation de sang ; de l'autre côté que nous avons lavé, injecté avec de l'eau, il n'y a plus aucune trace de la rougeur antécédente.

Il vous a été ainsi démontré qu'une simple rougeur devait être distinguée d'une inflammation, qui est une modification grave du système capillaire, avec diffusion, épanchement des éléments du sang dans les parenchymes et les tissus.

Nous nous sommes occupés aussi de l'état de quelques fonctions chez les cholériques, particulièrement de l'absorption intestinale. Nous avons cherché à reconnaître si cette fonction s'exerce ; nous avons reconnu qu'elle a lieu dans le froid assez prononcé ; mais nous n'avons pu assurer qu'elle ait lieu dans

le froid porté à son maximum, lorsque par exemple
les battements de l'artère aorte sont insensibles. Je
n'ai pas encore fait d'expérience à ce sujet. Cette
question était importante, car le médecin qui donne
des médicaments à un cholérique, doit savoir de
quelle manière l'absorption s'opère afin de régler
ses prescriptions.

Nous avons aussi parlé du système chylifère, des
ganglions mésentériques, des vaisseaux lactés et du
canal thoracique. Nous avons dit qu'ils ne subis-
saient pas d'altération, qu'ils étaient sains, mais
vides, ne contenant pas de trace de chyle ni de
lymphe.

Nous avons enfin parlé de la respiration, de cette
fonction vitale qui paraît troublée d'une manière
si grave dans le choléra. Il est impossible en effet,
soit qu'on fasse attention à la couleur du sang, soit
qu'on ait égard à la température du corps, de ne
pas supposer que l'acte respiratoire est grande-
ment lésé. Mais il faudrait le savoir, d'une manière
positive et par des résultats d'expériences directes;
malheureusement je n'ai pas pu vous rapporter des
faits assez certains à ce sujet. Je vous ai fait connaître les expériences de personnes de mérite, celles
de M. Jonh Davy, qui assure que dans l'Inde la
respiration des cholériques durant le froid a donné
une moindre absorption d'oxigène, et par conséquent une moindre production d'acide carbonique;
celles de M. Baruel, à Paris, qui a déclaré que l'air

introduit dans les poumons des cholériques ne subissait pas d'altération, et sortait comme il était entré. Voilà des expériences sur lesquelles nous ne pouvons rien affirmer; mais M. Baruel est un chimiste habile, accoutumé à faire des expériences sur l'air; j'en ai même fait avec lui autrefois; il est digne de toute confiance. Je rapporte ce résultat tel que je l'ai appris de M. Leroy d'Étiole, qui a fourni l'air analysé.

J'aurais voulu vous présenter des analyses faites sous mes yeux; malheureusement un de mes préparateurs, M. Nonat, est tombé malade de la cholérine hier; je ne le crois pas gravement malade, pourtant il est assez indisposé pour avoir été obligé de suspendre tout travail.

Nous allons nous occuper aujourd'hui d'une question importante, capitale; je veux parler du sang des cholériques. Il est d'autant plus nécessaire de se fixer sur ses caractères physiques et chimiques que plusieurs systèmes de traitement rationnels en apparence ont été fondés sur sa nature. Nous devons donc, non-seulement sous le rapport physiologique, mais sous le rapport clinique, être au fait de tout ce que la science possède sur le sang cholérique.

Nous avons dit, dans la séance dernière, qu'on ne pouvait pas douter que le sang chez les cholériques ne passât librement dans la plupart des circonstances à travers les poumons; nous avons dit qu'on entendait distinctement la respiration des cholériques, qu'il est certain que l'air arrive jusqu'aux dernières vésicules. A l'aide du stéthoscope on entend la respiration, on l'entend même encore très-distinctement peu d'instants avant la mort.

Quelques personnes m'ont dit n'avoir entendu que le bruit bronchique, et non l'expansion pulmonaire. J'ai examiné avec soin et j'ai entendu nettement la respiration dans toutes les parties du poumon. Déjà j'avais fait cette expérience en Angleterre, j'en avais été frappé ; je l'ai répétée ici, et je ne doute pas que l'air n'entre librement dans les poumons des cholériques. Si l'air entre librement dans les poumons, le sang y peut librement communiquer du système veineux avec le système artériel. Le sang doit nécessairement passer durant la vie, puisqu'une injection peut passer même après la mort. Sous ce rapport, les poumons de cholériques ne semblent différer en rien de ceux d'un homme en santé. Ainsi donc si la respiration des cholériques est altérée, ce n'est pas par obstacle physique au cours du sang à travers le poumon.

Il y a des variations considérables dans le nombre des inspirations dans un temps donné ; ce nombre va quelquefois à trente, quarante par minute, quelquefois il descend au-dessous de vingt. Dans les derniers temps de la vie, il y a une sorte de lutte entre l'inspiration et l'expiration, d'où il résulte compression des poumons, et bientôt emphysème de cet organe. Mais c'est plutôt là l'effet des convulsions de la mort qu'un symptôme de la maladie ; car nous avons trouvé souvent des cholériques dont les poumons n'étaient pas emphysémateux, chez lesquels l'air ne s'était pas introduit dans le tissu cellulaire interlobulaire.

Nous vous avons annoncé dans la dernière séance que le sang de cholérique n'avait pas l'aspect de sang ordinaire. Nous pouvons aujourd'hui vous en donner des preuves nombreuses ; voici plusieurs échantillons de sang tirés soit de cholériques vivants, soit de cholériques morts dans le froid.

Plusieurs caractères le distinguent : l'absence presque complète du sérum et sa coagulation, qui ressemble plutôt à la prise en masse de l'albumine végétale, de la gelée de groseille. par exemple, qu'à la véritable coagulation du sang.

Ce sang est noir, ou, pour parler plus juste. rouge très-foncé avec apparence noire. Étendu d'eau, il rougit, parce que sa couleur perd de l'intensité.

Le sang provenant des veines est à peu près semblable à celui extrait des artères. Voici de l'un et de l'autre que j'ai recueillis moi-même ce matin sur une femme morte durant la période algide. Or. cette identité qui s'observe après la mort, se remarque aussi durant la vie. C'est là un fait jusqu'à ce jour presque inconnu à la physiologie et à la médecine, que l'existence pendant un temps prolongé d'un sang noir circulant dans les veines et dans les artères ; mais ce fait est certain. car il a été observé dans tous les pays. Il y a beaucoup d'analogie de couleur et d'apparence entre le sang cholérique et celui des apoplectiques, dont les deux lobes cérébraux sont fortement comprimés. Chez ces derniers, le sang est aussi noir à la fois dans les veines et dans les artères.

Ce sang n'est pas seulement noir, il semble beaucoup plus visqueux que dans l'état ordinaire, et s'attache au doigt, ce qui a fait dire qu'il est *sirupeux*.

Je voudrais pouvoir donner quelques raisons plausibles de cette altération du sang ; remontons d'abord aux phénomènes que présente ce liquide aux différentes époques de la maladie. Examinez un individu atteint du choléra, mais non d'une manière violente, qui n'a que de l'agitation, de l'inquiétude, des vomissements, des selles abondantes ; saignez-le comme cela se fait dans certains systèmes de traitement, le sang tiré de la veine ne diffère pas sensiblement du sang ordinaire. J'ai vu maintes fois, en Angleterre, plusieurs saignées faites sur des cholériques avant la période algide. Ces saignées étaient faites à deux ou trois heures d'intervalle. Il m'eût été bien impossible d'en distinguer le sang du sang tiré à des malades non cholériques.

J'ai répété ces expériences pour chercher à reconnaître si l'altération si remarquable du sang des cholériques était la cause de la maladie ou bien la conséquence. Ce point est essentiel quant au traitement. D'après ce que j'ai observé, il est certain que la transformation du sang ne se fait pas subitement, mais successivement. Saignez un cholérique dans la période de froid, si vous y parvenez, ce qui prouvera que le froid n'est pas très-intense, vous obtiendrez un sang qui n'aura pas une teinte noire très-prononcée.

Voici du sang tiré d'un cholérique dans la période de froid; il a bien quelque chose de particulier dans l'aspect; il est plus foncé que le sang des saignées ordinaires, mais enfin il présente un caillot au fond du vase, et un sérum qui surnage.

Il resterait à savoir si l'altération du sang est la cause ou la conséquence de la maladie. Ici la difficulté me paraît grande, car une telle modification peut dépendre de l'ébranlement profond que subit l'économie du cholérique, elle peut être l'effet de l'affaiblissement de la circulation; elle peut être spontanée comme cela se voit dans d'autres maladies.

Cependant il est digne de remarque que le sang n'est pas altéré dès le début du mal, mais seulement peu à peu et à mesure qu'il fait des progrès, d'où je suis porté à conclure que l'altération est la conséquence et non la cause primitive de la maladie.

Pour connaître d'une manière précise l'altération du sang chez les cholériques, il fallait analyser ce liquide. C'est ce qu'ont essayé les chimistes dans tous les pays civilisés et ravagés par l'épidémie. Mais une

pareille tentative est plus aisée à concevoir qu'à exécuter dans l'état actuel de l'analyse organique, quand
il s'agit d'un liquide aussi complexe que le sang.

M. Hermann de Moscou, chimiste renommé que
nous avons vu dernièrement à Paris, a annoncé qu'il
existait dans le sang des cholériques un acide particulier inhérent surtout au coagulum fibrineux.
Ayant examiné comparativement le sang pris à une
personne en bonne santé, il aurait retrouvé ce même acide surtout dans le caillot, et en plus grande
quantité que dans le sang de cholérique. La présence d'un acide dans le sang est une chose qui
a frappé et étonné les chimistes et les médecins.
Quelques-uns de ces derniers ont cherché à établir
sur cette donnée leur traitement; disant, s'il y a
excès d'acide, le traitement doit être alcalin; s'il y
a défaut, employons les acides.

Mais le fait que M. Hermann avait présenté comme
constant, ne s'est pas vérifié dans les analyses faites
en Angleterre, en Allemagne et à Paris. Dans un travail publié récemment M. Thompson de Glascow dit
qu'il n'a pas retrouvé cet acide. A Paris, M. Lassaigne,
jeune chimiste des plus distingués, à qui j'avais remis
une certaine quantité de sang de cholérique, déclare
ne pas y avoir trouvé d'acide; comme personne n'a
reconnu l'existence d'acide acétique dans le sang,
comme moi-même en Angleterre, étonné de la découverte annoncée par M. Hermann, j'ai fait des
recherches sur cet acide, sans pouvoir le décou-

vrir, je suis porté à penser que M. Hermann s'est laissé influencer par quelques circonstances particulières. Car il est difficile de supposer que chez les hommes du Nord, le sang est autrement composé que chez nous.

Quoi qu'il en soit de l'acide annoncé par le professeur moscovite, l'analyse du sang cholérique a donné quelques résultats importants. Les analyses s'accordent pour établir que la fibrine disparaît que entièrement ; c'est là un point sur lequel tout le monde est d'accord. M. Lassaigne n'a trouvé que la quatorzième partie de la fibrine qui existe à l'état sain. M. Thompson donne des résultats fort analogues. Voici ses nombres :

Fibrine à l'état de santé, ... 5,6̄.
— chez les cholériques, ... o,5̄.

Vous voyez que cette différence dans les quantités de fibrine à l'état sain et à l'état cholérique sont immenses ; cela se vérifie chez tous les individus atteints gravement du choléra.

L'albumine éprouve aussi quelque diminution ; sa quantité, étant 10.̄9 dans l'état sain, n'est plus dans l'état cholérique que ̄,34 pour 100 d'eau.

La matière colorante est dans une condition opposée. Suivant Thompson. elle est dans l'état de santé 9,42, et dans l'état cholérique 41,51, ou 34,08. Ainsi la quantité de matière colorante est cinq fois aussi considérable chez le cholérique

que chez l'homme sain. C'est là un fait du plus haut intérêt. Quant aux sels, ils n'éprouvent point de modifications dans leur nature et leurs proportions respectives; en sorte que c'est surtout la fibrine, l'albumine et la matière colorante qui doivent appeler l'attention. Pour que le sang arrive à ces proportions, il faut qu'il perde considérablement de sérum. Or, tout le monde sait que les cholériques font des pertes immenses de sérosité qui, par sa composition chimique, a la plus grande analogie avec le sérum du sang; ils en rendent plusieurs litres, de manière à inonder une chambre; d'autres la laissent aller sous eux. Tous les chimistes ont reconnu la plus grande analogie entre cette sérosité et la sérosité du sang. M. Lassaigne, à qui j'en avais envoyé une certaine quantité produite par les selles, me répond qu'elle est identiquement la sérosité du sang. Ainsi ce fait annoncé par la chimie se trouve parfaitement d'accord avec les phénomènes pathologiques du choléra.

Voici les principaux résultats de M. Thompson, dont les analyses me paraissent être celles qui ont été faites avec le plus de soin.

Le sang analysé avait été recueilli lors du froid et de l'absence du pouls au poignet; il était rouge foncé, presque noir; il ne prenait pas à l'air la couleur rouge écarlate du sang veineux sain; il se coagulait et se séparait en sérum et en caillot; mais le sérum était peu abondant et plus ou moins coloré

La pesanteur spécifique de ce sérum a varié dans cinq expériences, de 1,0446

à 1,057,

celle du sérum sain étant 1,0287.

La proportion du sérum au caillot s'est trouvée,

de sérum, 33,2;

caillot, 66,8.

Dans l'état de santé, le rapport est à peu près de :

sérum, 55;

caillot, 45.

Composition du sérum.	Santé.	Cholérique.
Eau.	90,5	85,950
Albumine. .	8,0	15,015
Sels.	1,5	1,055

Dans une autre expérience :

Eau.	80,820
Albumine.	17,943
Sels.	1,257,

Aussi le sérum du sang est non-seulement diminué relativement au caillot, mais il est plus chargé d'albumine.

Composition du caillot.

Dans une expérience :

Fibrine.	0,56
Matière colorante et albumine. .	40,57
Sels.	1,27
Eau.	57,60

Ce sont là des faits de la plus grande importance, car ils pourraient conduire à quelque moyen rationnel pour arriver à la guérison du choléra : essayer par exemple de rétablir dans le sang les différentes substances qui y manquent.

Moi-même, dans la vue de m'assurer si le choléra consistait dans la déperdition subite et considérable de la partie séreuse du sang, si c'était là la cause de la maladie, son phénomène fondamental, j'ai fait quelques expériences qui malheureusement n'ont pas amené de résultats favorables, mais qui pourront fournir peut-être quelques données thérapeutiques utiles.

Comme tous ceux qui ont soigné beaucoup de cholériques, j'ai vu nombre de cas dans lesquels la mort est imminente quoi qu'on fasse. A l'aspect de ces infortunés, le médecin ne peut s'empêcher de prédire la mort, et sa prédiction est malheureusement trop tôt et trop bien vérifiée. Dans ces circonstances, notre devoir n'est pas de demeurer simple spectateur de la mort, mais de faire quelques tentatives qui, sans être nuisibles ni douloureuses, puissent avoir quelque apparence d'utilité ; car il importe avant tout de ne pas ajouter aux douleurs du malade, de ne pas accroître les angoisses des derniers moments.

Dans des cas semblables voici ce que j'ai fait : Voyant que durant le froid le sang cholérique était aussi dé-

pourvu de sérosité, j'imaginai d'injecter dans les veines du sérum artificiel. Je fis préparer un liquide aussi
semblable que possible au sérum du sang, et, dans
plusieurs cas de choléra désespérés, lorsque l'individu
n'avait plus que quelques instants à vivre, j'en in-
jectai dans les veines, à la température du corps,
30° à 32° Réaumur. Une seule fois, sur une femme
d'un âge avancé, déjà presque morte, nous obtînmes
un résultat remarquable. Après avoir introduit un
litre de cette liqueur, je la vis revenir à elle ; ses yeux,
qui étaient desséchés et dans cet état cadavérique que
je vous ai dépeint, redevinrent humides , presque
brillants ; ils laissèrent même échapper quelques
larmes ; elle reprit la faculté de parler, et se dressa
sur son séant, à la surprise des assistants et à ma
grande satisfaction ; mais ces bons effets ne durèrent
que trois ou quatre heures : la malade retomba dans
l'affaissement, et mourut. Peut-être aurais-je obtenu
un succès plus durable si j'avais pratiqué de nouvelles injections.

Nous avons dans six autres circonstances fait une
injection de cette nature, mais nous n'avons obtenu
aucun succès ; l'injection poussée, les veines se sont
un peu gonflées, il y a eu simple modification apparente dans les vaisseaux et la circulation ; mais quant
aux phénomènes de la maladie, nous n'avons obtenu, ni bons ni fâcheux effets ; l'état des moribonds
n'a pas été modifié. De sorte que ces derniers
essais sont beaucoup moins satisfaisants que celui

dont je viens de vous parler. Voyant que les résultats
étaient tels, je n'ai pas insisté.

Ces expériences sont cependant curieuses, puisqu'elles établissent, comme chose positive, que ce
n'est pas uniquement parce qu'il manque de sérum
dans le sang que l'individu est cholérisé. Les faits
que je viens de vous signaler sont plus intéressants
sous le rapport de la composition du sang, que sous
le rapport pathologique.

Quelques personnes n'ont pas manqué de fonder
des traitements sur cette idée qu'il manque d'alcali
dans le sang; des médecins prétendent avoir guéri
un très-grand nombre de cholériques en leur faisant boire des compositions salines analogues au sérum du sang. Il m'est difficile d'admettre ces résultats; mes expériences sont plus concluantes que
l'introduction d'une boisson dans l'estomac, qui
ne passe pas dans la circulation d'une manière aussi
complète que lorsqu'elle a été injectée directement
dans une veine.

M. Diffenbach, de Berlin, ne s'est pas contenté
de faire des raisonnements sur la nature chimique
du sang. Voyant le sang altéré, s'inquiétant peu du
mode d'altération, mais pensant que l'altération du
sang était la maladie, il a voulu ôter le sang des
cholériques et le remplacer par du sang de personnes
en santé. Ces transfusions étaient bien indiquées ;
elles ont eu lieu dans trois occasions différentes,
et dans des circonstances opposées, pour l'âge, la

force de l'individu. Après ces tentatives hardies et toutefois rationnelles, ce médecin a vu quelques légères modifications dans l'état des malades ; mais ils sont morts tous les trois plus ou moins promptement. C'est un résultat bien intéressant pour la science, mais bien triste en même temps pour la thérapeutique, puisqu'on ne peut s'attacher au fait de l'altération du sang. En mon particulier, je suis reconnaissant envers M. Diffenbach de ses essais, car ils m'ont dispensé de faire les mêmes tentatives, qui sans doute n'auraient pas été plus heureuses dans mes mains que dans les siennes.

Il faut reconnaître que dans ce moment l'état grave du choléra est bien difficilement atteint par les moyens de l'art.

Il est une autre question que j'ai voulu chercher à résoudre par une expérience, c'est celle de savoir si réellement le sang est pour beaucoup dans l'état cholérique. J'ai fait à ce sujet des expériences sur des animaux. Ainsi, il y a quelques jours nous avons injecté dans les veines d'un chien environ une once de sang de cholérique : cet animal est encore bien portant. Ainsi ce sang n'est pas un poison à une certaine dose. Vous savez que des substances tout-à-fait innocentes, comme l'huile, la solution de gomme ou d'amidon, peuvent être introduites à doses énormes dans l'estomac sans inconvénient ; injectées dans les veines, ces mêmes substances tuent tout de suite les animaux chez qui l'on fait ces injections. Comme le sang de cholérique est épais et visqueux, j'avais pensé qu'il produirait les mêmes effets ; il n'en est rien : ce sang de cholérique injecté dans les veines, l'animal n'est pas mort, et même n'a éprouvé aucun trouble notable.

Mais voilà une autre expérience faite hier matin, et qui me donne beaucoup à penser ; ce ne sera pas la dernière de ce genre que je ferai. M. Loir, mon préparateur, a pris un chien, a extrait huit onces de sang de la veine jugulaire ; après avoir extrait ces huit onces de ce sang, ce qui est beaucoup pour un chien de la taille de celui sur lequel nous avons fait l'expérience, il les a remplacées par huit onces de sang de cholérique. Eh bien, le chien est mort hier dans la soirée avec des symptômes qui ressemblent beaucoup, d'après ce qui m'a été dit, à ceux du choléra : il a vomi, il a eu des évacuations ; je l'ai fait ouvrir pour le mettre sous vos yeux. Vous pouvez vous convaincre que tout le système veineux est rempli de sang noir, et ses intestins surtout présentent un aspect qui rappelle celui des cholériques morts dans la période de froid. Quand on incise les veines, on y voit du sang noir comme chez les cholériques.

Il est donc curieux de remarquer que le sang des cholériques, injecté à petite dose, n'a pas produit d'accident, tandis qu'introduit à haute dose de manière à influencer la composition du sang, l'animal est mort avec des symptômes analogues à ceux du choléra, et dans l'espace de huit heures. Avec du sang tiré d'une personne saine, nous n'aurions probablement pas produit ce résultat. C'est donc à la qualité du sang qu'il faut attribuer la mort de l'animal. Je continuerai ces expériences; j'espère qu'elles pourront nous conduire à quelque chose d'intéressant sur l'influence du sang des individus cholériques.

Il reste maintenant un point de la question du sang qui n'a pas encore été touché, je l'ai conservé en dernier lieu, afin de le traiter d'une manière plus convenable; c'est le phénomène de la coloration. Il est certain que chez des individus cholériques, le sang traverse les poumons, est en contact avec l'air, et cependant ne rougit pas. Chose incompréhensible dans la chimie et dans la physiologie actuelle, car ce sang exposé à l'air rougit, non pas aussi rapidement que le sang ordinaire, mais enfin il rougit et devient plus rouge qu'il ne l'est dans les artères du malade, ce qui est d'autant plus incompréhensible que la respiration n'est pas un de ces phénomènes purement vitaux, soumis entièrement au système nerveux comme on le croyait autrefois; chacun sait que la section de la huitième paire de nerfs ne fait pas cesser la respiration. Après la mort, le phénomène de la coloration a lieu en mettant le sang en contact avec de l'air, même dans des flacons; le phénomène est très-apparent avec de l'oxigène. Nous allons en faire l'expérience devant vous.

Prenons seulement par exemple du sang de cholérique ; mettons-y un peu d'eau oxigénée : vous le voyez aussitôt rougir d'une manière tout-à-fait évidente. La faculté de rougir n'est donc pas perdue, elle existe au contraire d'une manière complète. Les circonstances physiques d'où dépend la coloration du sang existent dans le sang des cholériques, cependant le sang ne se colore pas. Quand nous aurons découvert les causes de cette circonstance extraordinaire, nous serons beaucoup plus avancés dans la question du choléra. Pour cela il faudra pouvoir étudier cette maladie autrement que je n'ai pu le faire au milieu des soins et des difficultés de tous genres qui naissent en foule dans un grand hôpital au moment d'une épidémie grave, et qui ne permettent pas de s'appesantir sur les expériences. Si l'épidémie continue quelque temps, et que nous puissions suivre des recherches de cette nature, nous leur donnerions une grande attention, car elle touche à un fait très-remarquable, qui est encore entouré d'obscurité, ou plutôt qui est un mystère profond pour nous.

Voilà ce que je voulais vous dire sur le sang. Vous voyez que cette question présente quelques faits positifs, certains, sous le rapport de l'aspect, des qualités physiques du sang, et sous celui de sa composition chimique, mais qu'il y a plusieurs points obscurs, en particulier le dernier dont j'ai parlé. ce défaut de coloration du sang dans les poumons, bien qu'il y ait dans cet organe contact avec l'air extérieur.

Mais nous n'avons pas terminé l'étude du sang chez les cholériques durant la période algide ; nous continuerons cette importante question dans la séance prochaine.

CHAIRE DE MÉDECINE.

M. MAGENDIE, *Professeur.*

(Second trimestre de 1832.)

Sixième leçon

SUR

LE CHOLÉRA-MORBUS.

MESSIEURS,

Vous vous rappelez sans doute qu'à l'occasion de la respiration chez les cholériques durant la période algide, j'élevai des doutes sur les expériences qui semblaient annoncer que l'air ne subit aucune altération dans les poumons.

Je vous avais cité les résultats obtenus par les chimistes des divers pays. Je vous avais parlé du résultat obtenu par M. Baruel, avais-je dit, de l'École de médecine ; je m'étais trompé : l'expérience a été faite par son frère, préparateur de M. Thénard, à la Faculté des Sciences, conjointement avec M. Leroy d'Étiole, qui avait recueilli l'air à l'Hôtel-Dieu. Vous rappelez d'abord que ces messieurs n'avaient pas trouvé d'altération.

Je vous avais dit que pour plusieurs raisons je conservais des doutes à cet égard. Aujourd'hui ces messieurs ont répété la même expérience avec plus de soin et de manière à ne point laisser d'incertitude sur le résultat. Un gardien de l'Hôtel-Dieu a été frappé d'un choléra grave qui a produit la mort en vingt-six heures ; l'air expiré par ce malade a été recueilli à deux époques différentes ; d'abord six heures après l'invasion durant le froid le plus grand, et cela au moyen d'un tube dans lequel le malade soufflait, et qui se rendait sous une cloche pleine d'eau. Ce procédé a l'inconvénient de dissoudre une certaine quantité d'acide carbonique ; une cloche remplie de mercure eût été préférable ; cependant cet air a donné deux et demi d'acide carbonique, quantité que je rapproche de celle de l'état sain ; on en recueillit de nouveau par le même moyen quinze ou dix-huit heures après l'invasion, lorsqu'une apparence de réaction s'était montrée. On a trouvé de nouveau deux et demi d'acide carbonique ; mais cette fois la bouteille était plus grande, et, pour l'emplir, le malade a dû souffler plus longtemps, et l'air a dû sortir des dernières parties des poumons. Ainsi voilà deux expériences qui établissent d'une manière positive que la respiration des cholériques ne diffère pas autant qu'on l'aurait pensé de celle de l'homme en santé.

M. Perseau, préparateur de chimie au collége de France, vient de faire les mêmes expériences avec des résultats semblables, c'est-à-dire que l'air expiré par les cholériques se rapproche de celui d'une personne bien portante, au moins quant à l'acide carbonique.

Voilà des faits bien extraordinaires, et qui semblent entièrement opposés à toutes les connaissances chimiques et physiques qui se rattachent à la respiration. Tout ce que nous savons sur la production de la chaleur et la coloration du sang dans les poumons est complétement modifié.

Vous vous rappelez que dans la séance dernière nous nous sommes occupés du sang cholérique durant la période algide, et nous avons vu qu'il diffère du sang ordinaire en plusieurs rapports remarquables ; d'abord *la quantité* : tout annonce qu'elle est considérablement diminuée. Après la mort, il est difficile d'en recueillir plus de huit ou dix onces sur un cadavre, quelquefois je n'ai pu en obtenir que moins de six onces ; ce fait s'explique par les évacuations abondantes qui ont leur source dans la masse du liquide sanguin. Aussi en général plus les évacuations sont copieuses et prolongées, et plus le choléra est fatal. Vient ensuite *sa couleur* plus foncée, qui le fait paraître noir. C'est à la stagnation du sang ainsi coloré qu'est due la teinte bleue et livide des choloriques. Si le sang conservait sa teinte ordinaire, sa stagnation ne produirait pas la couleur bleue des membres et du visage. Il offre encore ce phénomène, que celui des artères est en apparence le même que celui des veines, phénomène bien inexplicable d'après les connaissances physiologiques actuelles. Comment comprendre en effet que, la respiration continuant, la transformation du sang veineux en sang artériel, écarlate, vermeil, ne se fasse pas? Je ne sache pas qu'aucun chimiste ait tenté d'en donner une explication.

Sept malades me sont arrivés hier à l'Hôtel-Dieu comme cholériques; quatre avaient seulement la cholérine; trois étaient atteints d'un choléra prononcé, bleu, froid. L'un de ces trois, une femme, était frappée d'un choléra si intense qu'elle est morte ce matin. Pour avoir la conscience en repos, je voulus tenter quelque médicament, savoir si je n'obtiendrais pas quelque avantage par le camphre. Cette substance n'est pas vénéneuse, mais elle agit assez fortement sur le système nerveux. Sachant par expérience qu'en boisson ou en lavement il serait sans effet, je voulus l'injecter dans le système veineux; au moment d'ouvrir la veine, je m'aperçus que l'artère brachiale contenait du sang. J'y fis une légère piqûre et j'obtins une petite quantité de sang; il n'était pas aussi foncé que d'ordinaire, et rappelait un peu la couleur artérielle; en contact avec l'air il rougit visiblement. Il faut donc qu'il y ait quelque chose de particulier qui empêche le sang de rougir dans les poumons, puisqu'il rougit dans une fiole dès qu'il est en contact avec l'air.

Je tentai sur cette femme une injection de camphre. Je poussai dans ses veines environ six onces de dissolution aqueuse et alcoolique de camphre. La circulation est demeurée la même, et je n'ai pas aperçu de traces de l'influence du camphre sur le système nerveux. Ce résultat est digne de remarque, car sur une personne en santé un lavement contenant au-delà de quelques grains de camphre, produit des effets surprenants. J'ai vu un médecin qui en éprouvait un sentiment de légèreté extraordinaire : il lui semblait qu'il allait s'élancer dans l'espace. Nous n'avons remarqué sur cette femme aucune action de la part du camphre, seulement nous en avons reconnu l'odeur dans l'air expiré. Je regarde la perte de cette malade comme certaine. Nous verrons à l'autopsie si cette odeur se retrouvera dans les vaisseaux du cerveau, ce qui nous fera connaître si la circulation cérébrale avait lieu. Comme nous avons senti les battements de l'artère brachiale, il est à croire que la circulation se faisait dans le cerveau.

Nous vous avons exposé diverses atérations du sang chez les cholériques. Nous avons dit que le sérum se perdant par les évacuations, il n'en restait que fort peu dans ce sang; qu'il contenait fort peu de fibrine, la quatorzième partie environ de ce qu'il contient dans l'état sain. La diminution de la fibrine tient-elle à la sécrétion du mucus sur la surface intestinale? Cela se pourrait, car plusieurs chimistes considèrent le mucus comme de la fibrine, et ces deux principes immédiats ont en effet la plus grande analogie. Nous avons dit aussi qu'il offre une quantité considérable de matière colorante. Cela doit tenir à ce que les évacuations des cholériques n'en contiennent pas, si ce n'est dans quelques cas où elles prennent l'apparence de lavures de chair; mais alors le sang contient cette matière colorante en moindre abondance. Mais pour avoir sur des questions de cette nature des données positives, il faudrait faire des expériences par centaines. Il aurait été à désirer que tous les chimistes de l'Europe en fissent l'objet de leurs recherches pendant la durée de l'épidémie. Presque tout est encore à faire sur cette question grave, mais difficile.

Je vous ai dit que d'après ces notions sur la nature du sang cholérique, j'avais essayé de rétablir l'équilibre dans sa composition, en y injectant une certaine quantité de sérum artificiel.

Un homme, un animal peut vivre avec une fort petite proportion de fibrine dans le sang. Nous avons fait à ce sujet beaucoup d'expériences sur les animaux. Ils peuvent vivre avec une quantité dix fois moindre que celle que le sang contient d'ordinaire.

D'après cela, nous avons pensé qu'il n'y aurait pas de graves inconvénients à introduire dans le sang cholérique une certaine quantité de sérum artificiel dans la circulation. Nous en avons fait l'expérience, et nous devons dire que nous n'avons sauvé aucun malade par ce moyen. Nous l'avons employé deux fois sur une femme expirante qui a repris quelque force, prononcé quelques paroles, dont les yeux ont offert quelque brillant, versé même quelques larmes. mais qui n'en est pas moins morte dans la journée, bien qu'elle eût reçu un litre de sérum factice dans son système circulatoire.

Tels sont, je crois, les faits. que nous avons étudiés dans la séance dernière. Nous allons ajouter quelques mots sur la composition du sang, puis nous passerons à l'étude de quelques autres phénomènes de la vie aussi modifiés par l'état cholérique algide.

Le fait de l'existence du sang noir dans les artères est de la plus grande importance, comme déjà nous l'avons dit. Toutes les idées physiologiques sur la coloration du sang doivent être modifiées; l'article de Bichat dans son *Traité de la Vie et de la Mort* sur l'influence du sang noir est à refaire. D'après Bichat, il semblerait que toutes les fois que le sang veineux touche un organe, celui-ci cesse ses fonctions, parce qu'il ne reçoit plus de sang artériel. Legallois, dans ses expériences sur la vie. l'a dé-

finie, *le contact du sang artériel sur la moelle épinière.* Dans ces hypothèses physiologiques, le contact du sang artériel avec les organes a toujours été
regardé comme indispensable à la vie. Cependant le
choléra nous offre par centaines des malades chez
lesquels le sang des artères est resté noir pendant
huit jours, sans que la mort en ait été constamment la conséquence.

Il est vrai que l'on ne peut pas établir d'une
manière bien positive que le sang noir des artères
chez les cholériques soit identique au sang des veines ; mais c'est toujours un fait singulier que l'existence du sang noir dans les artères et les tissus,
sans cessation des fonctions vitales. Cela est en
contradiction avec toutes les expériences physiologiques. Bichat, dans le traité que je viens de citer, rapporte une expérience dans l'intention de
montrer la nuisible influence du sang noir en contact avec le cerveau. Il faisait une transfusion de
sang veineux dans l'artère carotide, et il remarquait
qu'aussitôt il y avait trouble dans les fonctions cérébrales, et que les animaux périssaient bientôt. Il y
aurait une objection à faire à cette expérience ; il se
pourrait que la mort fût déterminée par quelque
cause physique, comme la coagulation du sang. En
tous cas, nous ne pouvons plus admettre l'hypothèse de Bichat, car le sang noir des cholériques
circule sans causer une mort immédiate. Chez
les animaux, nous avons injecté du sang de cho-

lérique ; ils ont vécu quelque temps, et si la mort s'en est suivie, ce n'est pas parce que ce sang a été en contact avec les vaisseaux, mais bien parce qu'il ne pouvait pas entretenir la vie d'organes sains. Il faudra bien que quelque jour on trouve la raison qui fait que chez les cholériques le sang noir peut pénétrer les organes et entretenir les fonctions, alors que dans l'état sain ce sang aurait des effets si funestes. Il y a une maladie, cependant, qui, sous le rapport de la coloration du sang, se rapproche du choléra; c'est l'apoplexie avec forte compression du cerveau. Toutes les fois qu'il y a compression au cerveau, soit par suite de maladie, soit par un moyen artificiel sur les animaux, la respiration continuant, le sang des artères est noir; il n'y a pas transformation du sang veineux en sang artériel dans les poumons. Je ne manque jamais de montrer ce fait dans ma clinique, et plusieurs fois je l'ai produit sur les animaux. J'ai vu des apoplectiques vivre assez long-temps avec un sang noir dans les artères. Quelle analogie y a-t-il entre le défaut de coloration du sang chez les apoplectiques et ce même état chez les cholériques? C'est ce que je ne puis dire, car je l'ignore.

J'arrive au dernier fait relatif au sang cholérique : l'examen microscopique; tous ceux qui l'ont examiné y ont trouvé une altération, quoique légère. M. Hermann, dans un travail sur le sang, dit qu'il lui a paru être modifié dans ses globules;

il affirme qu'ils sont déchirés à leur surface, qu'ils ne conservent pas leur forme accoutumée. A Berlin, on a constaté la même altération dans une partie des globules. Ce matin j'ai fait quelques observations à ce sujet, dans la vue de ne vous rien dire que je ne pusse affirmer. Je me suis servi du sang de cette femme dont je vous ai parlé plus haut ; nous avons trouvé que les globules différaient visiblement de l'état de santé ; à l'état de santé, les globules sont ronds, terminés par un cercle très-obscur, avec un petit point noir dans le centre, qui est, suivant les uns, une portion de fibrine, et, suivant les autres, une apparence de lumière. Toutefois, dans le sang cholérique, nous avons reconnu que les globules étaient altérés, que la forme circulaire n'était pas régulière, que le noyau opaque du centre ne se montrait pas dans la plupart, et que la surface de ces globules était fanée, ridée, à peu près comme la surface d'une pomme déjà vieille ; car c'est la comparaison qui nous est venue à l'esprit. J'ai fait ces observations avec M. Chevalier, fort exercé à ces expériences délicates. Je me suis servi d'un excellent microscope d'Amici.

J'ai fait porter ici l'instrument afin que chacun de vous puisse vérifier cette altération.

Je vais à présent passer à l'exposé d'autres altérations qu'on observe dans les fonctions. Nous irons beaucoup plus rapidement que nous n'avons fait jusqu'ici, car nous n'aurons à vous parler que des phénomènes pathologiques, et tout le monde les a vus, ou peut les voir en visitant les hôpitaux qui malheureusement renferment encore des cholériques.

L'une des fonctions importantes, dont le médecin peut tirer parti, l'*absorption pulmonaire*, persiste chez les cholériques. Ce fait est remarquable, et c'est la raison pour laquelle on peut obtenir quelques résultats de la respiration de certains gaz. J'entends dire qu'on tire avantage de la respiration du gaz protoxide d'azote. Je le vérifierai à mon hôpital. On avait essayé la respiration de l'oxigène et du chlore ; mais elle n'a point eu de succès constants, et est, je crois, abandonnée.

Un phénomène que tout le monde a remarqué chez les cholériques, c'est l'altération de la voix. Si je vous en parle, c'est pour vous faire connaître qu'il ne tient pas à une modification physique du larynx. Dans nombre de cas j'ai examiné cet organe, sans y avoir trouvé aucune altération, non plus que dans la trachée artère et les bronches. Ce changement de la voix, qui peut aller jusqu'à l'aphonie, ne tient pas à une inflammation, ni à la présence d'une mucosité, mais à ce que les muscles du larynx font mal leurs fonctions. C'est un phénomène qui mérite la plus grande attention, car il éclaire le pronostic. En général, la maladie est d'autant plus grave que la voix est plus altérée ; quelquefois cette altération est fort légère, mais elle n'en est pas moins un caractère essentiel du choléra. Chaque fois qu'on me présente un individu comme cholérique, je le fais parler et je me forme aussitôt une opinion sur la gravité de son état.

Cette paralysie du larynx, au reste, n'est pas particulière au choléra, elle s'observe dans d'autres maladies.

Les sens chez les cholériques sont généralement peu affaiblis. Cependant quand la cornée se trouble, la vue diminue. Quant à l'ouïe, j'ai vu ce sens se soutenir jusqu'aux derniers moments de l'existence. Je ne puis dire exactement si le goût n'est pas altéré, mais au moins il est certain que les malades ont la sensation des boissons, que même ils les choisissent, quelquefois même n'en veulent prendre qu'une et repoussent toutes les autres ; quelques-uns sont indifférents au genre de boisson, mais non à sa température, et ne les acceptent que froides ou que chaudes.

Je ne puis rien dire de l'odorat, car je n'ai fait aucune expérience à son égard. On conçoit que le tact doit être altéré, puisque la circulation est fort ralentie, et que le sang est en stagnation. Cependant j'ai vu des malades sentir vivement la température à laquelle on les exposait. En Angleterre, j'en ai vu se plaindre de l'excès de chaleur des foyers de charbon de terre devant lesquels ils étaient exposés.

Il est vrai de dire que lorsque la maladie est très-

avancée, la sensibilité générale de la peau est beaucoup diminuée ; par exemple, dans les incisions
que j'ai faites sur les cholériques, soit pour ouvrir
les artères, soit pour faire des injections, etc.,
j'ai plusieurs fois divisé la peau sans qu'ils s'en
aperçussent : cette membrane était insensible,
comme celle des cadavres ; c'est ce que j'ai fait ce
matin à la femme dont je vous parlais, tout en cau-
sant avec elle, j'ai incisé la peau sans qu'elle l'ait
senti ; cependant rien n'avait indiqué qu'il y eût
chez elle diminution dans la sensibilité générale.

Les sensations internes chez les cholériques sont
fort dignes de remarque. Elles occupent beaucoup le
malade dès les premiers débuts de la maladie ; il n'est
pas de cholérique qui n'ait éprouvé au début un
certain malaise, un sentiment d'oppression, de légères coliques. Plusieurs ont ressenti un anéantissement, présage d'une mort certaine. Durant l'accès, les sensations internes sont très-développées,
soit dans les muscles contractés, soit vers la région
du cœur et des poumons. L'oppression jointe à une
ardeur brûlante vers l'estomac se rencontre chez
la plupart des cholériques.

Il y a beaucoup d'autres phénomènes moins généraux ; ainsi il y a différents genres de douleurs
locales, quelquefois une douleur dans un œil, d'autres fois dans un côté de la tête, souvent dans les
reins. Il y a une foule de nuances de sensations
internes qui s'observent chez les cholériques, et

qui occupent particulièrement leur attention. Remarque singulière : les cholériques les plus efrayés d'avance, qui craignaient le plus la maladie, quand ils en sont frappés, leurs craintes semblent disparaître; ils tombent dans une espèce de tranquillité apparente, qui n'est pas en harmonie avec l'effroi qu'ils éprouvaient d'abord. Il en est de la peur du choléra comme de la peur en général : elle est très-grande quand l'objet qui la cause est éloigné, elle disparaît presque entièrement lorsqu'on est en sa présence.

C'est un fait assez curieux, et qui montre combien les cholériques sont occupés des sensations intérieures qui les travaillent, bien que quelques-uns soient fixés d'une manière plus vive, par la douleur très-aiguë qu'ils éprouvent; il y en a en effet dans un tel calme, qu'ils ne tiennent aucun compte de tout ce qui se passe autour d"eux, pas même des soins qu'on leur prodigue. D'autres, au contraire, sont dans une telle agitation, qu'on ne saurait mieux les comparer qu'à des hydrophobes; et même, dans le principe, nous croyions avoir affaire à des individus mordus par des chiens enragés, tant leurs cris, leurs convulsions, nous rappelaient l'état des enragés.

L'intelligence, tout le monde l'a remarqué, se conserve très-nette chez les cholériques jusqu'au dernier moment; ce matin encore nous en avons fait la triste expérience sur la femme dont je vous

ai parlé. Les malades expriment très-bien leurs douleurs, et même lorsque leur langue est trop embar-
rassée, ils vous les font comprendre par signes.
C'est ce que faisait encore ce matin cette même
femme ; elle passait son bras derrière le corps d'un
jeune homme, et de sa main montrait ses reins pour
indiquer l'endroit où elle souffrait ; comme tout
le monde a été à même de faire les mêmes observations, je n'y insisterai pas plus long-temps.

Je passe rapidement sur quelques points, dans la
vue d'arriver à d'autres questions sur lesquelles j'aurai des faits plus nouveaux et plus intéressants à
vous présenter. Les mouvements chez les cholériques méritent une attention particulière ; la plupart se meuvent librement dans leur lit, et boivent
facilement avec leurs mains, du moins tant que la
maladie n'est pas arrivée à sa dernière période. Mais
chacun a remarqué que les mouvements généraux,
les mouvements de progression, ne sont pas possibles. Cela tient sans doute à l'affaiblissement
qui existe dans la circulation, et au défaut d'é-
nergie dans les contractions du cœur, qui ne peuvent suffire aux nécessités des mouvements généraux. Aussi les cholériques frappés vivement tombent sur la place et y restent. Là se place une
considération fort importante dans le traitement du
choléra. Il faut, nous le verrons plus tard, éviter
les mouvements, le transport d'un cholérique,
par exemple de son lit dans un bain, les dépla-

cements pour recevoir des douches, pour lui appliquer des sinapismes, des vésicatoires, ou de le tourner sur le dos pour lui faire des frictions sur l'épine dorsale. Tous ces mouvements sont nuisibles, parce qu'ils nécessitent des efforts de la circulation, et c'est justement là ce qui manque chez les cholériques et qu'il faut exciter, loin d'employer les moyens qui peuvent consommer une plus grande quantité de la force des mouvements du cœur. Aussi a-t-on vu des cholériques qui, mis sur leur séant pour être examinés par les médecins, sont morts à l'instant même. Cela s'explique par la nécessité d'un effort plus grand du cœur, puisque le sang doit pour une grande partie de sa masse aller contre son propre poids. Vous voyez qu'il y a là des indications directes pour le traitement.

L'un des phénomènes pathologiques les plus remarquables sont les contractions spasmodiques avec crampes douloureuses dans lesquelles les troncs et les membres présentent des contorsions effrayantes, et dont la persistance est telle, qu'elles se voient encore après la mort. Mais ces spasmes violents dans lesquels les malades sont roulés sur eux-mêmes ont été rares ici. Dans l'Inde, ils sont si fréquents, qu'ils ont caractérisé la maladie sous le nom de *choléra spasmodique*. Cependant nous les avons observés plusieurs fois, et toujours la terminaison a été funeste.

Un autre phénomène cholérique, qui se rattache

à la contention volontaire, c'est la paralysie d'un nombre plus ou moins considérable de muscles : tantôt ceux de la déglutition, très-souvent ceux de la voix, d'autres fois une moitié du corps ou simplement un membre ont été paralysés au point de nous faire soupçonner une hémorrhagie cérébrale, et cependant à l'autopsie nous n'en trouvions pas la moindre trace.

Nous signalerons enfin comme troisième modification importante que le choléra apporte dans les mouvements une adynamie telle, que les patients peuvent à peine écarter leurs paupières, ouvrir la bouche, et que tout autre mouvement leur paraît au-dessus de toute leur puissance musculaire.

Je dirai quelques mots des fonctions des organes de la génération. C'est un fait bien général que les fonctions génératrices, et tout ce qui tient au rapprochement des sexes, est singulièrement affaibli, non pas seulement chez les cholériques, mais chez tous les individus durant l'existence de l'épidémie cholérique. C'est une observation faite dans le monde et de toutes parts. Il est certain que l'appétence vénérienne a été singulièrement diminuée par l'effet de l'épidémie. Ces jours-ci, je causais avec un homme très-fort, qui se vantait de n'avoir rien éprouvé de l'épidémie, d'être resté fidèle à toutes ses habitudes, ayant bu et mangé comme à l'ordinaire. Je lui ai dit à l'oreille : Mais vos fonctions génératrices se sont-elles exécutées de la même manière? Il a été obligé de convenir qu'il y avait eu suspension totale.

Un fait plus sérieux que celui-là, c'est ce qui arrive aux femmes enceintes; dans notre service nous en avons eu cinq à six; ou elles ont avorté, si elles n'étaient pas à terme, ou elles ont accouché d'enfants morts, quoique souvent elles-mêmes n'aient pas succombé à l'affection cholérique. Il paraît que l'influence cholérique se fait sentir jusque sur l'enfant; cela se conçoit, puisque la vie de l'enfant ne peut s'entretenir qu'aux dépens de la circulation de la mère; il faut même que le cœur de la mère fasse des efforts plus considérables pour pousser le sang dans l'utérus, pour le mettre en rapport avec la surface du placenta. Il n'est donc pas extraordinaire que l'enfant ne trouve pas assez de ce liquide, ou trouve un liquide altéré qui ne peut plus suffire à sa nutrition. Il est possible que ces deux causes concourent à faire cesser la vie du fœtus. Dans les cinq faits que nous avons observés, le fœtus a péri, soit pendant la grossesse par un avortement, soit à l'époque naturelle de l'accouchement.

Voilà un aperçu très-rapide sur l'ensemble des fonctions des cholériques; nous n'en voulions dire que deux mots, parce qu'il n'y a là aucune application que nous n'ayons déjà faite. et que chacun de vous a pu répéter en voyant des cholériques.

Nous arrivons maintenant à l'étude des phénomènes qui succèdent au froid, à ce que les auteurs ont appelé la réaction, bien que ce terme ne soit pas très-satisfaisant, puisque ce qui s'appelle réaction dans beaucoup de circonstances, devrait être nommé dépression.

L'état algide du cholérique se termine, ou bien par la mort, ou bien par une série d'autres états que je vais vous énumérer, et dont je vous parlerai en particulier si le temps me le permet.

La terminaison par la mort est inévitable dans un certain nombre de cas du choléra ; il est impossible de supposer que la mort ne soit le partage d'une certaine portion des cholériques cyanosés. Suivez le nombre des morts causées par l'épidémie depuis l'Inde jusqu'à Paris, et vous verrez que partout il y a eu une grande proportion de morts dans l'état algide. Une chose remarquable, dont les médecins de l'Inde ont parlé, c'est que la mort arrive dans ce pays dans la période de froid ; tandis qu'en Europe la plus grande partie de la mortalité s'est opérée pendant la période de la réaction.

Quoi qu'il en soit, quand la mort termine la scène du choléra froid, elle n'ajoute rien aux différents phénomènes qui se présentent : tout ce que nous avons décrit sur les cholériques persiste ; la mort survient souvent au milieu d'une phrase, de la déglutition d'une boisson ; l'individu finit brusquement sans que rien semble l'annoncer. On observe cependant que dans le moment qui précède la mort, la respiration des cholériques devient plus rapide, c'est un signe très-fâcheux que l'accélération de la respiration ; quand de vingt-quatre elle arrive à trente-six , trente-huit par minute , la mort est prochaine. Il est présumable que la gêne plus grande, la sensation plus pénible que ressent le malade, le porte à faire des mouvements plus rapides de respiration.

D'après ce que nous avons dit de l'état algide, nous n'avons pas à parler des altérations pathologiques qu'on trouve dans les cadavres. Nous avons parlé de toutes les dispositions qui se rencontraient; nous n'avons presque rien à ajouter relativement aux altérations pathologiques qu'on peut trouver dans les cadavres des individus morts dans la période du froid. Vous savez ce qui arrive au canal intestinal, aux poumons, à la vessie pour l'absence de l'urine ; ce sont-là les seuls points où l'on pourrait chercher quelque chose de pathologique relativement au choléra. Dans tous les autres organes, dans les systèmes nerveux, cérébral, rachydien, ganglionaire, on ne trouve aucune altération pathologique ; il y a comme partout un peu de sang noir dans le système veineux, quelquefois un peu de sang noir dans les artères, mais rien d'autre.

J'ai omis cependant de vous parler de la rate, qui offre une petitesse insolite. Cela dépend sans doute 1° du moindre volume du sang ; 2° de la faiblesse de l'impulsion du cœur. Dans mes expériences sur les animaux , je fais varier à volonté les dimensions de la rate en variant le volume du sang.

Nous avons fait beaucoup d'ouvertures de cadavres, nous avons examiné avec la plus sérieuse attention le cerveau et la moelle épinière, nous n'avons trouvé aucune altération. Le fluide céphalo-spinal avait ses quantités physiques ordinaires, quelquefois cependant il a offert une teinte rougeâtre, qui tenait à ce qu'une fraction de la matière colorante du sang s'y était dissoute; d'ailleurs il était limpide.

Il n'en est pas de même, comme vous le verrez, dans la période de réaction; nous vous citerons des cas où la quantité de fluide cérébro-spinal est augmentée au point de modifier le cerveau. Quant au cerveau lui-même, nous n'avons pas trouvé de congestion dans la période du froid, nous avons vu rarement du sang dans les artères; dans la période de réaction on trouve une autre modification.

Quant au système ganglionaire, il est bien difficile de concevoir comment des personnes de mérite, des anatomistes distingués, ont pu parler d'altérations de ce système. Partout où l'on a examiné et disséqué le grand-sympathique, on a été frappé de son intégrité parfaite. Les nerfs qui en partent étaient également dans l'état le plus sain. Cependant, il faut l'avouer, d'après les fonctions attribuées au grand-sympathique par les physiologistes à conjectures, c'est une idée qui arrive tout naturellement à l'esprit, que cet organe pourrait être le siége de la maladie. Si ce nerf préside à la nutrition, à l'hématose, aux sécrétions, il doit être le système organique où le mal sévit avec le plus d'intensité. Aussi, M. Pinel fils avait-il appelé le choléra *tri-splanchnie*. Ce jeune médecin, en allant en Pologne, avait présumé que le siége de la maladie devait être dans le grand-sympathique; il se fondait sur l'altération de couleur des sécrétions abdominales et sur les changements qu'éprouve le sang; mais, d'abord il faut dire à cette occasion que l'on n'est pas aussi instruit sur les fonctions du grand-sympathique que l'on pourrait le penser. Il n'y a pas d'expérience directe qui montre l'influence du grand-sympathique sur les différentes fonctions. Quelques recherches ont été commencées sur cette question intéressante; le grand-sympathique, dit-on, modifie les battements du cœur, mais rien n'est moins certain; il accompagne les artères sur les capillaires, mais il y a loin de ce fait anatomique, en le supposant exact, à la preuve expérimentale physiologique que le grand-sympathique influe sur la circulation dans les petits vaisseaux. Il envoie des filaments dans les intestins, et là-dessus on fait des suppositions; mais supposer n'est pas prouver, il n'y a pas d'expérience directe qui prouve que le grand-sympathique préside aux sécrétions intestinales : la chose est probable, je le veux, mais enfin il n'y a pas de preuves directes; au contraire, toutes les expériences faites sur les ganglions et le grand-sympathique ont toujours eu des résultats négatifs. Il y a quelques années j'étais très-désireux de savoir si l'on ne pourrait pas trouver quelque chose sur le grand-sympathique. Eh bien, toutes les expériences que j'ai faites à cet égard ont été des expériences négatives. J'ai enlevé des ganglions du cou sur des animaux, sur des chiens, des chevaux, et je n'ai vu aucune fonction dérangée. J'ai enlevé des ganglions thoraciques sur des chevaux, je n'ai pas observé que les mouvements du cœur en fussent ralentis. C'est une expérience très-laborieuse et très-pénible que d'arracher des ganglions à la poitrine d'un cheval; l'animal en souffre beaucoup; il en résulte des inflammations, des suppurations qui le font périr. Immédiatement après l'expérience, les battements du cœur persistent et même augmentent d'activité et d'énergie. Ainsi la contraction du cœur ne dépend pas directement du grand-sympathique. On ne peut même pas supposer, d'après les expériences, que le grand-sympatique dirige et gouverne les contractions du cœur; surtout on ne peut pas supposer que le grand-sympathique possède la propriété exclusive de faire contracter le cœur. Ainsi dans des hypothèses on peut attribuer au grand-sympathique des fonctions relatives à la circulation du sang, mais on ne peut pas en conclure rigoureusement que le grand-sympathique est l'agent principal des contractions du cœur. Plus tard, quand on connaîtra les fonc-

tions de ce nerf, il est possible qu'on arrive à quelques données à cet égard ; aujourd'hui nous ne savons rien ou presque rien sur les fonctions du
grand-sympathique ; comment alors y placer le siége
de la maladie épidémique que nous étudions ?

Voilà ce que j'avais à dire sur les altérations générales de l'économie. Vous voyez, qu'excepté ce
que nous avons signalé à l'occasion du canal intestinal et de la stagnation du sang dans le système
veineux, on ne trouve dans aucun autre organe des
traces d'altération pathologique. Le système nerveux, particulièrement frappé dans le choléra, ne
nous offre aucune trace de lésion, ni dans le fluide
qui l'enveloppe, ni dans ses vaisseaux, ni dans sa
contexture ; sous aucun rapport, consistance, couleur, apparence générale, rien ne peut mettre sur
la voie du siége de la maladie.

Maintenant j'ai l'intention de vous parler des phénomènes qui succèdent au froid, de la réaction dans
les individus qui ont le bonheur d'échapper à la terminaison algide. Je distinguerai un certain nombre de
ces modifications. Je vous parlerai de la réaction la
plus avantageuse, celle qui s'accompagne de sueurs,
quelquefois à un degré très-fort et au point de né-
cessiter l'emploi des saignées ; d'un second genre de
réaction, dans lequel il y a faiblesse avec retour al-
ternatif de froid et de chaud, réaction incomplète.
Je vous parlerai ensuite d'une autre période, qui
nous a singulièrement frappés duran tle traitement

de l'épidémie, celle que nous avons appelée période
typhoïde, qui cependant n'est pas un typhus, comme
nous l'avions cru d'abord. Nous avions pensé en effet
que nous allions avoir affaire en même temps à deux
épidémies; heureusement nous avons aujourd'hui la
preuve que l'état qui succède au froid, et qui ressemble
au typhus, en est pourtant très-différent. Nous avons
cependant continué à l'appeler état typhoïde, en nous
réservant de vous faire remarquer la différence qui
existe entre cet état et le typhus proprement dit ;
puis nous vous parlerons d'une autre période, caractérisée par l'adynamie, qui peut se prolonger
pendant des mois entiers. Nous vous parlerons enfin d'une autre période, dans laquelle, après le
froid, il persiste une douleur aiguë à la région de
l'estomac, du cœur, et qui se maintient malgré tous
les dérivatifs les plus énergiques. Nous parlerons aussi
d'un fait que nous n'avons remarqué que deux fois ;
c'est un état de réaction très-extraordinaire, une contraction continuelle de tout le système musculaire.
Nous avons remarqué, surtout chez une femme, que
tout son système musculaire, non pas les muscles, mais chaque fibrile était continuellement
en oscillation; il n'y avait pas un muscle de son
système musculaire qui ne fût dans cette vibra-
tion continuelle. C'est un état qui a duré deux ou
trois jours, que nous avons vu deux fois. et qu'il
est important de vous signaler, parce que c'est un
mode tranché de réaction qui succède à la période

algide. Mais l'étude de ces différents états, et des différentes circonstances qui s'y rattachent, mérite bien que nous en fassions l'objet d'une séance particulière. Nous nous en occuperons en effet dans la prochaine leçon.

CHAIRE DE MÉDECINE.

M. MAGENDIE, *Professeur.*

(Second trimestre de 1832.)

Septième leçon

SUR

LE CHOLÉRA-MORBUS.

MESSIEURS,

J'ai reçu de l'un de vous la lettre que voici, elle me paraît digne d'être rendue publique.

(Le professeur donne lecture d'une lettre signée Capitaine, qui contient les détails d'expériences microscopiques sur les globules du sang cholérique. Le résultat est que ces globules ne diffèrent point de ceux de l'état sain.)

Je remercie M. Capitaine d'avoir répété l'expérience dont je vous avais rendu compte. Il serait à souhaiter que chacun de vous suivît cet exemple, car assurément voir par ses yeux est un moyen plus

sûr de se graver les faits dans l'esprit que de les entendre rapporter dans un cours; et de plus on a
l'avantage de les vérifier. En faisant des observations
sur le sang cholérique, j'ai cru reconnaître une
modification dans les globules, et pourtant voici
une expérience faite de concert avec M. Fran-
cœur, physicien fort habile, et qui ne donne pas le
même résultat. Eh bien, il faut noter ces expériences, et plus tard, lorsqu'elles auront été suffisamment répétées, on verra si le nombre de fois où
des globules se sont trouvés altérés est supérieur au
nombre de fois où ils ne l'étaient point. C'est ainsi
qu'on arrive à se faire une opinion juste, c'est ainsi
que la science procède pour arriver à la vérité.

J'ai à vous faire part d'autres expériences. A la
dernière séance, je vous ai rendu compte d'une injection de sang cholérique dans la veine jugulaire
d'un chien; depuis, nous avons répété cet essai.

*(Le professeur donne lecture du résultat de plu-
sieurs injections de sang cholérique dans les veines de
chiens qui tous sont morts plus ou moins promptement.)*

La première de ces expériences n'est pas fort
concluante, car le sang était altéré, dégageait
de l'ammoniaque, une matière putride, ce qui a
donné lieu par exemple aux vomissements noirs.

Vous avez ici sous les yeux le chien qui a servi à
la seconde expérience. Il ne présente rien de fort
remarquable; vous voyez quelque chose de rougeâ-

tre dans les intestins, peut-être dans les poumons, du sang noir dans le côté droit du cœur; quelques phénomènes en un mot qui se pourraient rattacher au choléra, mais qui n'établissent pas d'une manière certaine l'existence de cette maladie. Ces expériences sont bonnes à noter, quoiqu'on ne puisse pas en déduire de conséquences. Il faut continuer les recherches, et je me propose de le faire, si malheureusement il arrive de nouveaux cas de choléra qui m'en fournissent les moyens.

Nous allons poursuivre notre étude. Les faits sur lesquels je vais appeler votre attention n'étant pas purement scientifiques, mais se composant d'observations sur le traitement, la guérison ou la mort des cholériques, toutes choses pour lesquelles je n'ai rien à mettre sous vos yeux, en parler longuement, ce serait mal employer le temps que vous voulez bien me consacrer.

Dans la séance dernière nous avons passé en revue tout ce qu'il y a de physiologique et de médical touchant la période algide du choléra. Je suis loin de croire que nous ayons décrit tous les phénomènes que cette maladie peut présenter; mais au moins nous avons énuméré tous ceux que nous avons observés nous-mêmes et que nous pouvons affirmer. Lorsqu'un jour on fera l'histoire du choléra, il faudra bien en tracer une physiologie à part : ce sera une sorte de science nouvelle qui s'appliquera spécialement à l'individu frappé de cette maladie, puisque chez lui toutes les fonctions sont modifiées. On recueillera alors tous ces phénomènes que chacun aura observés, et l'on fera ce que nous avons presque fait sans nous en douter, la physiologie du choléra, non une physiologie que j'appellerai spéculative ou doctrinaire, mais expérimentale, c'est-à-dire basée sur des faits bien constatés.

La période algide, sur laquelle j'ai besoin de ramener un moment votre attention, quelquefois fort longue, est aussi quelquefois si rapide, qu'elle a pris l'épithète de *foudroyante.* Des individus sont morts en un quart d'heure, beaucoup dans une heure ou deux et un fort grand nombre en moins de douze heures. Ce fait a été observé partout. Il paraît même que dans l'Inde la mort est plus rapide, plus instantanée qu'en Europe. Les médecins de cette contrée citent une multitude de cas où des individus frappés du choléra sont morts subitement. Par exemple lorsque des régiments couchaient durant leur marche dans des localités favorables au développement de cette maladie, le lendemain un certain nombre de soldats manquaient à l'appel; ils étaient morts sans avoir fait aucune plainte, aucun mouvement qui eût pu réveiller leurs camarades, ni annoncer qu'ils étaient frappés.

En Europe, dans les pays les plus froids même, le mal a été en général moins intense, il a eu plus de durée. Nous avons vu dans notre hôpital le choléra froid, sans réaction, se prolonger jusqu'à trois et quatre jours, et cela sans qu'aucun moyen ait pu modifier la cadavérisation que je vous ai décrite.

Cette période algide se termine inévitablement par la mort pour un certain nombre de cas. Ainsi se comportent toutes les épidémies. La mortalité prend son cours, quels que soient les efforts faits pour la prévenir.

Si la mort ne survient pas dans la période algide, la maladie change d'aspect; il arrive alors ce que les médecins ont appelé réaction, c'est-à-dire une *transformation* des phénomènes morbides, variable suivant l'espèce. Le mot réaction vient sans doute de ce qu'il est dans les lois de l'organisation qu'en général, après un froid pathologique prononcé, il se développe ensuite une grande chaleur; je n'approuve point cette expression appliquée à la seconde période du choléra, j'aimerais mieux appeler transformation l'état qui succède à la période algide, car dans la plupart des cas il diffère fort d'une réaction. En effet, le plus souvent, les phénomènes adynamiques persistent; je dirai même que cette seconde période vient quelquefois ajouter à la prostration des forces, et qu'elle produit l'adynamie complète.

Après avoir soigné plus de cinq cents cholériques, je crois pouvoir distinguer en six espèces particulières la transformation qui succède à la période algide. Je déclare que je n'ai pas la prétention de vous décrire toutes les nuances possibles de cette transformation ; plusieurs sans doute m'auront échappé : je ne veux vous parler que de ce que j'ai vu personnellement, soit à l'hôpital, soit en ville. Si chaque médecin publie ses observations , et nous pouvons l'espérer, car dans ces temps de calamité publique ceux qui ont eu le bonheur d'y échapper racontent volontiers les événements et la fortune qui lui sont échus, il sera facile, comme je vous le disais plus haut, de tracer l'histoire générale du choléra, soit dans la période algide, soit dans la période de réaction. Ainsi, quand je signale ce que j'ai vu , je suis loin de prétendre que tous les médecins ont dû faire les mêmes observations et n'ont pas vu autre chose.

La transformation la plus simple, celle qu'on peut appeler véritable réaction, ramène avec elle tous les phénomènes qui avaient disparu durant le froid , la circulation, et toutes les conséquences qui en découlent, les diverses fonctions et sécrétions. Lorsqu'un individu, qui a été durant trois heures, six heures, dans le choléra froid , le choléra-asphyxie sent la chaleur renaître, éprouve une certaine moiteur à la peau, il entre en réaction, son cœur bat vivement, la circulation reparaît avec tous les phénomènes qui dépendent de la contraction des ventricules du cœur; c'est un malade susceptible de traitement, et non plus un cadavre que le médecin a sous les yeux.

Car, c'est une position bien pénible pour un

médecin que de se trouver en présence d'un homme vivant et qui n'offre point les phénomènes fondamentaux de la vie, un homme dans un état tel que tous les moyens médicaux sont impuissants. Ayez affaire à un malade quelconque, vous pourrez agir de diverses manières; vous pourrez choisir entre plusieurs une médication qui aura ses effets plus ou moins marqués; ici le malade privé de circulation est réellement *intraitable*. Les médicaments les plus actifs semblent n'avoir aucune action appréciable.

Soit qu'on ait fait un traitement, soit qu'on n'en ait pas fait, ce qui montre que, comme toutes les épidémies, cette maladie a une marche qui lui est propre le malade passe de l'état froid à l'état de réaction. La circulation reparaît, les battements du cœur et des artères deviennent plus intenses, il se développe un peu de fièvre, la transpiration et les diverses sécrétions reprennent leur cours.

Un des signes les plus importants de la réaction, c'est la réapparition de l'urine; et ce n'est pas une urine altérée, une urine qui a séjourné dans la vessie, comme cela se voit dans certaines maladies; c'est une urine claire, franchement sécrétée, parce que les reins ont recouvré la circulation. J'ai fait analyser cette urine de cholériques, mais je n'ai pas encore reçu le résultat; je dirai pourtant qu'elle ne paraît pas différer de l'état sain. Un autre signe, c'est la présence des gaz intestinaux qui avaient disparu dans la période de froid. Ces gaz, déplacés par la contraction intestinale, produisent les borborigmes; quand ils s'échappent, ils répandent une odeur fétide, et cette odeur est de bon augure. Les selles, qui étaient liquides, blanchâtres, présentant l'aspect d'une dissolution d'amidon, reprennent leur couleur ordinaire, la bile y reparaît ainsi que leur odeur spéciale. Toutes les sécrétions recommencent.

Ce mode de transformation se termine plus ou moins promptement. Dans les cas les plus favorables, l'individu, après avoir transpiré une ou deux heures, avoir dormi et recouvré ses forces, se trouve rétabli. Il sait qu'il a été malade, mais voilà tout. C'est ce que nous avons vu assez souvent. Mais ces cas se rencontrent plus fréquemment à la ville qu'à l'hôpital : à la ville, les malades sont plus rarement épuisés par une mauvaise alimentation, ils sont généralement dans une condition plus favorable. J'ai vu des cholériques avoir dans la réaction une sueur très-abondante, dormir quelques heures, puis secouer les oreilles et se lever avec un grand appétit, sans aucune trace d'altération dans les organes digestifs.

Certaines personnes, bien qu'éprouvant une réaction complète, accompagnée de sueurs, restent long-temps sous l'influence de la cause qui a produit le choléra, dans un affaiblissement général; à la maladie succède une convalescence longue et pénible, ce qui n'a pas lieu dans le cas dont je viens de parler. Ces personnes sont obligées de choisir leurs aliments et leurs boissons, de faire usage de quelques médicaments ; elles ne sont plus malades, mais elles sont encore affectées. Une telle terminaison est cependant encore très-heureuse pour qui a été frappé du choléra froid, du choléra bleu.

Voilà les principaux caractères de la réaction que j'appelle complète, mais elle est loin d'être la seule transformation du froid cholérique ; il en est une qui présente des phénomènes différents, que j'appellerai *incomplète, faible*, qui se présente avec des *retours alternatifs des symptômes algides*.

J'ai souvent fait faire une saignée explorative dans la réaction pour reconnaître l'état du sang. S'il a sa couleur ordinaire, s'il forme un caillot surmonté d'un sérum limpide, c'est un signe favorable ; si le sang reste noir, la réaction est faible, incomplète, elle sera accompagnée de retours alternatifs des symptômes algides.

Notons cette circonstance ; en parlant du traitement, nous serons obligés d'en tirer des indications, car tant que le sang reste noir, pas de guérison à espérer.

Cette réaction incomplète se manifeste donc par le rétablissement incomplet de la chaleur, par une faible transpiration, une faible sécrétion d'urine, améliorations qui disparaissent bientôt pour faire place à une nouvelle période algide. Bientôt celle-ci est remplacée par une nouvelle réaction incertaine et fugitive, malgré le traitement mis en usage. Ces états algides secondaires sont dangereux ; il y a peu de malades qui ne succombent pas à ces réactions avortées. Dans cet état, les malades sont désespérants ; vous croyez avoir obtenu quelque résultat en les traitant d'une certaine manière, vous continuez le même traitement, et bientôt le froid reparaît, qui détruit toute espérance. J'ai vu jusqu'à trois et même quatre collapsus se succéder.

Dans cette espèce de réaction incomplète on remarque encore la sueur visqueuse dont j'ai parlé, elle existe avec la chaleur à la peau. Ce signe est des plus défavorables. J'aime mieux traiter un cholérique à sueur visqueuse sur des membres froids, qu'un cholérique à sueur visqueuse avec chaleur à la peau. J'en ai peu vu échapper à cet état.

C'est dans cette réaction incomplète qu'on trouve après la mort des congestions veineuses. Examinez la veine cave, la veine porte, les sinus du cerveau, les veines de ce viscère, elles contiennent beaucoup de sang, et sont le siége d'une congestion réelle. Les efforts du cœur durant la réaction, font que le sang s'introduit dans tous les tissus vasculaires, y compris les tissus érectiles, et y cause une congestion. Ce n'est pas que je reconnaisse là une inflammation ; je ne puis appeler inflammation une congestion qui se forme sous nos yeux. Comme je vous l'ai dit déjà, la congestion, et non la simple stagnation du sang veineux, appartient à cette période.

Il est vrai que j'ai eu peu occasion de voir des hommes morts du choléra, mon service était composé de femmes; cependant au début de l'épidémie j'ai eu, comme tous les médecins de l'Hôtel-Dieu, l'occasion de faire des autopsies sur des hommes; je me rappelle avoir une fois observé l'état de demi-érection du pénis d'un cholérique; cet organe était gorgé d'une assez grande quantité de sang noir : l'homme était mort après une réaction incomplète dans un second *collapsus*. J'en conclue que la demi-érection était l'effet de la congestion sanguine veineuse. Le pénis dans l'état sain contient du sang qui y circule comme dans les autres vaisseaux ; car le pénis est un véritable vaisseau. Depuis, j'ai trouvé une seconde fois le pénis dans un état de demi-érection, ce qui me fit songer qu'il pourrait y avoir une altération particulière du cervelet. Vous savez que quelques personnes pensent que les affections du cervelet coïncident avec l'érection, même après la mort : j'ai constaté moi-même cette coïncidence dans un cas de gangrène du cervelet chez un jardinier. J'ai vu depuis d'autres affections aiguës ou chroniques du cervelet qui n'étaient pas accompagnées de ce phénomène. Toujours est-il que l'ayant remarqué chez un cholérique, nous avons examiné le cervelet, où nous n'avons rien trouvé : il y avait seulement congestion peu considérable au cerveau. Cet homme offrait donc abondance de sang dans le système caverneux du pénis; c'était une congestion comme il y en existait dans les autres parties du système veineux.

Voilà une espèce de transformation de la période algide qui diffère beaucoup de celle dont j'avais parlé précédemment. Je n'ai pas ici la prétention de décrire complétement ces diverses périodes; plus tard, quand je les écrirai, je tâcherai d'en donner des descriptions plus complètes.

Vient maintenant une autre nuance que nous avons appelée *typhoïde*; elle s'est manifestée malheureusement trop souvent. Elle a été appelée typhoïde parce qu'il y a coloration du visage, vague des yeux, congestion apparente du cerveau, trouble dans les fonctions de l'intelligence, caractères qui semblent appartenir au typhus. Mais nos remarques ultérieures nous ont donné la preuve que ces phénomènes, bien que pouvant se confondre avec ceux du typhus, sont propres au choléra.

L'effroi s'était un moment répandu dans Paris; le public craignait qu'un second fléau ne vînt s'ajouter au choléra, et qu'échappé à l'un on ne fût victime de l'autre. Cette crainte avait frappé plus d'un médecin; car le typhus est pour eux plus grave que le choléra. Si le typhus se fût joint à l'épidémie, les exemples des médecins morts auraient été beaucoup plus nombreux; nous en avons eu des preuves bien douloureuses à Paris en 1814, et surtout dans la fameuse campagne de Russie, où presque tous les médecins de l'armée ont été victimes du typhus. Vous concevez donc que le public et les médecins étaient fondés à éprouver de l'effroi en voyant une maladie aussi terrible que le typhus s'ajouter au choléra, mal suffisamment redoutable.

Quoi qu'il en soit, la réaction typhoïde n'est pas le typhus ; il y a bien trouble de l'intelligence, prostration des forces, mais il n'y a pas cette congestion réelle vers le cerveau, et surtout cette qualité de sang qui caractérise le typhus. Cependant il y a dans cette période typhoïde, la fétidité de l'haleine qui se trouve dans le typhus, une odeur de transpiration cutanée très-désagréable : vous avez d'ailleurs tous flairé ces malades dont l'odeur est caractéristique : tous ceux qui la présentaient étaient dans ce que j'appelle réaction typhoïde.

Dans ce mode de réaction, on a vu fréquemment les malades, dans une agitation extrême, chercher à s'élancer hors de leur lit, et même à se jeter par la fenêtre. Aujourd'hui même il est arrivé à l'Hôtel-Dieu un événement très-fâcheux. Un homme frappé du choléra est sorti de son lit, et est allé se précipiter dans la Seine ; heureusement il a été tiré aussitôt de l'eau par un infirmier qui était à la rivière à laver du linge. Je ne doute pas que ce ne soit un homme dans l'état de réaction typhoïde. J'ai vu nombre de fois des individus

typhoïdés, avoir un besoin de mouvement, d'agitation, tel que par précaution je fermais autour
d'eux les fenêtres, parce que je savais leur tendance
à s'y précipiter. Ce caractère rapproche, il faut le
dire, l'état typhoïde du typhus véritable.

Nous avons vu en effet souvent dans le typhus
des malades chercher à se précipiter par les fenêtres, et même accomplir leur résolution ; quelquefois des malades se sont bien trouvés de l'avoir
fait. Après une chute très - forte, s'être cassé
quelques membres, nous en avons vu se trouver beaucoup mieux, et entrer dès lors en voie
d'une guérison qu'ils achetaient un peu cher,
car ils auraient pu se tuer au lieu de se guérir.

Dans cette période nous avons observé souvent
le délire, et même l'aliénation. J'en puis malheureusement parler plus pertinemment que beaucoup d'autres médecins, car j'ai eu dans mes salles
une grande quantité de cas de cette espèce terminés
presque toujours d'une manière funeste. Ces malades ont déliré sur certains objets différents; ils
tombaient d'autres fois dans une véritable aliénation, soit dans une espèce de fureur, soit dans une
terreur panique, soit dans d'autres modes d'aliénation. Dans cette sorte de réaction, il faut noter que
le sang artériel reste presque toujours noir; la circulation ne se rétablit qu'imparfaitement. C'est le
fait le plus fâcheux qu'on puisse signaler dans l'état
cholérique.

En effet, tous les individus chez lesquels le sang restait noir, chez lesquels la peau conservait la teinte bleuâtre, ont vécu quelquefois huit à dix jours, mais nous en avons très-peu sauvé. Quand, après avoir passé par la période de froid, les cholériques sont tombés dans l'état typhoïde, quels que soient les moyens employés, nous n'avons que rarement pu amener une terminaison favorable. Je sais que mes confrères n'ont pas été plus heureux que moi. On a cru que cet état avait lieu lorsqu'on n'avait pas saigné dans la période de froid ; l'expérience a prouvé que la forme typhoïde se montrait après toute espèce de traitement.

L'autopsie des cholériques typhoïdés démontre quelques modifications qui ne se rencontrent pas dans le choléra algide. Par exemple, tout le canal intestinal est beaucoup plus rouge, plus foncé que dans l'état algide.

Les personnes qui ne regardent que superficiellement, qui concluent l'inflammation de la rougeur du tissu, peuvent affirmer qu'il y a là inflammation ; mais ce n'est ici qu'un mot pour un autre. Toujours est-il que la plupart des cholériques morts ont montré cette rougeur très-prononcée.

Nous avons prouvé précédemment par des expériences faites devant vous que cette rougeur est due à la présence du sang cholérique dans les vaisseaux artériels et veineux des intestins, et qu'elle disparaît complétement par un simple lavage.

Un autre fait, c'est la congestion légère qui s'observe vers le cerveau. D'après l'état de l'intelligence de ces individus typhoïdés, on pourrait croire qu'il y a une congestion considérable ; au début de l'épidémie, j'en étais tellement persuadé, que j'ai moi-même cherché à la combattre. Mais quand j'ai eu fait un certain nombre d'autopsies, j'ai pu me convaincre qu'il n'y avait pas congestion très-grande. J'ai trouvé du sang dans les *sinus* du cerveau, mais les veines et les artères cérébrales en contiennent très-peu : il y a stagnation plus grande que dans la période de froid, mais pas de congestion cérébrale, telle que nous en voyons souvent dans d'autres maladies ; il n'y a pas enfin proportion entre le sang qui se trouve dans le cerveau et l'état apparent de l'intelligence.

Dans deux circonstances particulières j'ai trouvé une accumulation remarquable du fluide céphalo-spinal ; comme les médecins ne font pas une attention spéciale à ce fluide, qu'ils n'en tiennent pas compte, il est possible que des cas de cette nature aient échappé aux observateurs.

Encore aujourd'hui, les médecins font ouvrir les têtes en cassant le crâne à coups de marteau, ils enlèvent le cerveau et le coupent ensuite par tranches, sans s'inquiéter du fluide céphalo-spinal. Je suis une méthode opposée. Dans la plupart de nos autopsies, nous ouvrons d'abord le *sacrum*, de manière à voir la dure-mère rachydienne, et à recueillir le liquide rachydien dans un vase séparé. En étudiant ce liquide extrait d'un assez grand nombre de cholériques, nous n'avons pas remarqué qu'il différât de l'état ordinaire ; mais dans deux circonstances particulières nous en avons trouvé une quantité plus considérable que d'habitude. Nous jugeons de la proportion du liquide en le mesurant ou en le pesant, mais il n'est même pas besoin de le recueillir pour savoir combien il y en a dans le cerveau, la position de la glande pinéale, la largeur de la cloison interventriculaire en indiquent suffisamment la quantité.

Quand il existe dans les ventricules du cerveau une grande quantité de fluide, le *septum lucidum* double, triple, décuple même d'étendue.

Or, toutes les fois que le liquide céphalo-rachydien augmente, il presse en tous sens ; les ventricules s'agrandissent, et la glande pinéale recule vers les tubercules quadrijumeaux postérieurs. La glande pinéale ne persiste dans sa position au-dessus de l'ouverture antérieure de l'aqueduc *Sylvius*, qu'autant qu'elle n'est pas pressée par la liqueur des ventricules. Mai si cette liqueur devient plus abondante, la glande pinéale se trouve quelquefois reculée jusque vers le cervelet ; beaucoup d'entre vous pourront facilement vérifier ce fait.

Dans les deux cas dont je vous ai parlé, il est très-probable que l'abondance extraordinaire du liquide cérébro-spinal a été pour quelque chose dans l'état d'affaiblissement où se trouvaient les facultés intellectuelles.

Après la réaction ou plutôt la transformation typhoïde en vient une autre que j'ai appelée réaction *adynamique*. Elle est fort singulière, elle ressemble beaucoup à cette espèce de choléra dont j'ai parlé au commencement de ces leçons, qui a pour résultat l'anéantissement de toutes les forces vitales. Son caractère spécial est une prostration complète et générale ; les facultés cérébrales, digestives, de circulation, de mouvement, sont dans un état de faiblesse extrême. Les malades, après être sortis de la période algide, sont étendues dans leur lit, ne pouvant faire aucun mouvement, ayant à peine la volonté et l'énergie nécessaires pour ouvrir la bouche et recevoir quelques boissons. Nous avons vu une femme que nous avons conservée six semaines dans un état d'anéantissement complet ; ce n'est qu'à force de soins, de frictions toniques, de vin de Malaga, que nous sommes parvenus à la rétablir ; encore avons-nous manqué de la perdre par un accident fâcheux. Aujourd'hui l'événement est heureux pour la science, en ce sens que c'est un fait de plus à ajouter à l'étude du choléra. Un jour son anéantissement sembla se compliquer d'une congestion cérébrale ; l'élève de garde crut bien afire en lui appliquant des sangsues au nombre de douze. Cette femme, qui allait déjà beaucoup mieux, dont nous espérions la convalescence prochaine, retomba dans un anéantissement si profond, que nous crûmes qu'elle allait périr. Ce n'est qu'en redoublant de soins et par des moyens les plus énergiques, que nous sommes parvenus encore à la sauver.

Vous voyez que cette espèce de réaction n'en mérite guère le titre, puisqu'après la période de froid, il y a un anéantissement plus adynamique que l'état algide même ; dans ce dernier état il y a parole, intelligence, souvent même activité très-grande, tandis qu'ici il n'y a rien de tout cela : loin d'être une réaction ce serait un nouveau degré de dépression des forces qui succèderait à l'état algide. Je dois dire que les cholériques qui passent par cette forme de réaction, surtout s'ils sont soumis à des traitements bien appropriés, succombent rarement ; de sorte que cette réaction est une de celles qu'il faut considérer comme présentant de bons caractères ; d'ailleurs ici le sang reprend ses qualités physiques ordinaires, ce qui est un point fondamental sous le rapport de l'issue de la maladie.

La cinquième espèce de réaction est caractérisée par la *persistance des vomissements* et *les douleurs aiguës dans la région épigastrique et cardiaque.* Dans toutes les autres réactions les vomissements cessent après le froid ; en général, ce n'est que par exception que les vomissements persistent lorsque la réaction est établie, il n'est pas nécessaire de recourir à des moyens spéciaux pour faire cesser cet accident. Mais, dans l'espèce dont je parle , les vomissements , les diarrhées , l'anxiété épigastrique, les douleurs de cœur quelquefois le hoquet augmentent même beaucoup après la période de froid. C'est surtout par ce caractère-là que ce mode de réaction est tranché. Cette forme est une des plus pénibles des plus fâcheuses de la réaction cholérique. Je n'ai presque jamais vu de ces malades ne pas succomber après plusieurs jours de douleurs atroces, malgré les soins et les essais de tous genres que nous avons faits pour tâcher de modifier et tout au moins de diminuer quelque peu l'intensité de la douleur. Nous avons eu, dans nos femmes, plusieurs cas de cette persistance d'accidents de vomissements et d'évacuations, et surtout d'oppression extrême, qui ont tous été terminés par la mort. Nous avons toujours trouvé dans ce cas une rougeur intestinale et une injection des vaisseaux de l'estomac plus considérables que dans l'état ordinaire du choléra; dans ce cas, ceux qui confondent la rougeur et l'inflammation, peuvent affirmer la *gastro-entérite*; observons cependant que toutes les fois que des vomissements avec des efforts considérables ont persisté long-temps sur un sujet, et nous le voyons également dans nos expériences sur les animaux, on trouve accumulation de sang dans les vaisseaux de l'estomac, apparence d'inflammation, occasionée par les seuls efforts du vomissement.

Nous arrivons enfin à une dernière forme de réaction, la réaction *fibrillaire, palpitante*. Cette espèce est caractérisée par une contraction, une palpitation continuelle, non pas de chaque muscle du corps, non pas de chaque faisceau, mais pour ainsi dire de chaque fibrille musculaire. Examinez la surface d'un muscle, vous y verrez une agitation, un trouble, une contraction qui semblent venir de chacune des fibres, et cela pour tous les muscles du corps, pour ceux du visage, des joues, des jambes, etc.; ce singulier phénomène ne cesse ni nuit, ni jour, il persiste même pendant le sommeil.

Je citerai comme exemple une fille qui avait été laissée comme moribonde dans son lit; elle avait été traitée par les affusions, par le galvanisme, puis abandonnée à nos soins par son médecin. Nous l'avons mise à l'usage d'un traitement excitant. Elle est entrée bientôt en convalescence; après être restée quinze jours à l'hôpital, elle a eu une rechute cholérique à la suite d'une indigestion; cette fille nous a montré le premier exemple d'une transformation avec palpitation de toutes les fibrilles musculaires; état qui a duré deux ou trois jours; il a cédé enfin aux moyens que nous avons mis en usage : cette femme est sortie de l'hôpital parfaitement guérie, elle est même venue ces jours-ci me voir pour me demander des secours.

C'est là un genre de réaction tout particulier,

dans lequel il y a circulation, réapparition de la chaleur, surtout sang rouge dans les artères, et sang noir dans les veines, caractère qui annonce généralement la guérison.

Voilà les six espèces de réaction que je puis présenter comme les ayant vues; les unes sont très-communes, les autres sont très-rares; les unes sont terminées d'une manière heureuse, les autres d'une manière fâcheuse. C'est ainsi que la réaction forte et franche est toujours heureuse; que presqu'aucun malade n'échappe au contraire à la réaction typhoïde. La réaction adynamique est encore une forme heureuse. L'anxiété et la continuation des vomissements est une issue fâcheuse. Quant à la forme palpitante, les deux malades que j'ai vus dans cet état ont guéri, nous ne devons pas alors la classer dans les cas dangereux.

Vous dirai-je maintenant pourquoi chez un cholérique froid telle transformation arrive plus tôt que telle autre, pourquoi la mort dans beaucoup de cas arrive avant que la réaction s'opère; vous me connaissez assez pour savoir que je ne parle que des choses que je sais ou que je crois savoir. Or ici, je suis (et je ne suis pas le seul) dans une ignorance complète. Je dois donc me taire, et terminer cette séance déjà trop longue.

Dans la séance prochaine nous vous ferons connaitre les moyens que nous avons mis en usage pour combattre la maladie. Nous nous occuperons du traitement : d'abord celui de la période algide, ensuite celui de chacune des transformations qui nous ont occupés aujourd'hui.

COLLÉGE ROYAL DE FRANCE.

CHAIRE DE MÉDECINE.

M. MAGENDIE, *Professeur.*

(Second trimestre de 1832.)

Huitième leçon

sur

LE CHOLÉRA-MORBUS.

Nous avons consacré la dernière séance à l'exposé de ce qu'on appelle depuis long-temps la réaction cholérique.

Nous avons fait remarquer que ce mot *réaction* est inexact dans beaucoup de cas. A plus forte raison blâmerai-je l'expression *æstuosité*, récemment proposée dans un rapport à l'Académie de Médecine, puisque plusieurs états cholériques qui succèdent au froid ne sont ni une réaction, ni une période brûlante, ni une æstuosité. Il faut avoir acquis bien peu d'expérience sur l'épidémie pour conserver de pareilles idées.

Nous avons énuméré les diverses transformations du froid que nous avons vues ; et comme nous avons observé et traité un grand nombre de cholé-riques, notre opinion à ce sujet peut mériter quelque confiance.

Vous avez dû remarquer qu'en sortant du froid, certains cholériques , loin d'éprouver une réaction véritable, ressentaient un affaiblissement plus grand encore.

Nous avons exposé les six nuances que présente la transformation cholérique : en premier lieu, la réaction *véritable*, réaction accompagnée d'une cir-culation active, de fièvre, de chaleur, de sueurs abondantes, etc. ; puis la réaction *incomplète*, celle qui ne paraît que pour céder à un nouveau froid, et qui revient encore pour y céder de nouveau. Nous avons appelé ensuite votre attention sur la réaction *adynamique*.

Nous avons aussi décrit la transformation ty-phoïde, état fort remarquable en ce que c'est celui dans lequel les malades tombent le plus souvent au sortir du froid et celui qui cause la plus grande mortalité. Nous vous avons ensuite exposé cette au-tre transformation, que caractérisent une violente oppression à la région épigastrique, à l'estomac, au cœur, de vives douleurs qui n'ont cédé à au-cun moyen thérapeutique. Nous vous avons enfin parlé de cette espèce de réaction qui produit des palpitations dans chaque fibre musculaire, et que j'ai appelée *palpitante, fibrillaire*. Deux fois cette espèce de transformation s'est offerte à nous, et deux fois elle s'est terminée d'une manière heureuse. Nous l'avons citée plutôt à cause de sa singularité qu'à cause de son importance dans l'histoire de la maladie.

Aujourd'hui nous allons nous occuper du traitement du choléra considéré dans ses divers états. Nous allons examiner ce qu'un médecin consciencieux peut entreprendre contre cette maladie.

Avant que j'entre dans l'examen de cette question, hérissée de difficultés de tous genres, permettez-moi de vous dire la position dans laquelle je me trouvais quand l'épidémie est venue fondre sur la capitale. Comme tous mes confrères, j'avais cherché à m'instruire par la lecture des ouvrages publiés sur l'épidémie ; de plus, j'avais eu, comme membre du comité polonais, l'avantage d'envoyer en Pologne bon nombre de jeunes médecins qui s'étaient dévoués à la cause de ce pays, toujours héroïque et toujours malheureux. (*Sensation*). J'avais reçu d'eux des communications ; quelques-uns même qui étaient revenus m'avaient rendu compte de leur mission, et donné des renseignements sur la nature de la maladie et les divers traitements employés. Plus tard, envoyé moi-même par l'Académie des Sciences, j'étais allé à Sunderland. J'y avais vu un assez bon nombre de malades. C'est là que, frappé des symptômes étrangers et inouïs du mal, j'avais dit qu'il *cadavérise* en quelques instants ses victimes, expression qui d'abord parut hyperbolique, et qui aujourd'hui, de l'aveu de tout le monde, est plutôt au-dessous de la réalité.

Là j'avais vu mettre en pratique le traitement de l'Inde, par des médecins venus de ces contrées, et le traitement proposé par les médecins anglais. J'avais pu ainsi me former quelques idées, et j'étais dans une position avantageuse relativement à d'autres médecins, qui n'avaient pu s'instruire qu'en lisant des ouvrages.

Je dois dire cependant que, malgré ces circonstances heureuses, je n'avais pas d'idées bien positives ni sur la maladie, ni sur le système curatif; je n'avais pas de traitement arrêté. N'ayant pas moi-même soigné de malades, et surtout n'ayant pas fait d'autopsies comme nous les faisons d'habitude à Paris dans les hôpitaux, j'étais encore dans une sorte de vague lorsque l'épidémie vint éclater à Paris.

Et cela n'a pas de quoi vous surprendre, car vous voyez qu'aujourd'hui encore, après avoir étudié avec vous et devant vous cette étrange maladie, nous ne sommes pas arrivé à des points de doctrine bien positifs. Nous avons bien exposé tous les faits que nous avons vus, mais nous serions fort embarrassé pour les grouper de manière à en déduire quelques principes sur la cause et le mode d'action de la maladie, encore moins sur la transformation des symptômes.

J'étais donc dans une grande incertitude quand l'épidémie fit éclat à Paris. Ce que je savais des divers traitements n'était pas de nature à me donner une grande confiance sur leur succès ; je les avais vus aussi souvent impuissants que favorables. J'avais vu employer à forte dose, en Angleterre, l'opium, le laudanum, le calomel, quelquefois avec avantage, le plus souvent sans résultat. J'avais vu faire d'abondantes saignées et les malades succomber rapidement. Je n'ignorais pas que la saignée avait été employée dans le Nord ; et que bientôt, reconnaissant son inutilité, la plupart des médecins y avaient renoncé. Je savais enfin que tous ces spécifiques que l'on avait vantés, l'oxide de bismuth, l'huile de cayeput, l'oxigène, le chlore, et autres, étaient restés sans efficacité. J'avais eu des relations en Angleterre avec les hommes qui, par leur savoir, leur position et leur expérience, devaient avoir des idées saines sur le traitement de l'épidémie ; mais je n'avais aperçu nulle part de science certaine (1).

____

(1) Parmi les personnes qu'il est de mon devoir et de ma reconnaissance de nommer ici, je citerai sir H. Halford, médecin de la cour, et l'un des plus grands humanistes de notre époque, le docteur Clark, si connu par sa politesse et son savoir, MM. les membres du conseil de santé, qui m'ont fait l'accueil le plus bienveillant ; parmi ces messieurs, je nom-

Dans cette profonde incertitude, c'est plutôt par une sorte d'instinct et par la nécessité où je me suis trouvé de soigner tout-à-coup un grand nombre de cholériques, que j'ai tracé un système de traitement, système de traitement que je n'ai presque pas modifié depuis. Et pourtant, si quelqu'un a un penchant à faire des essais, c'est assurément moi ; peut-être même ai-je à cet égard une certaine réputation. Eh bien ! je n'ai point fait presque d'expériences, malgré le grand nombre de cholériques que j'ai eu à soigner ; si ce n'est dans ces derniers temps, que j'ai tenté quelques moyens dont je vous ai déjà parlé ou dont je vous rendrai compte. Je

---

merai M. le docteur Rusell, qui a vu la maladie dans l'Inde et en Russie, et qui a bien voulu me communiquer les résultats importants de sa grande expérience, et le docteur Dawn, qui, pendant mon séjour à Sunderland, où il était envoyé par le gouvernement anglais, fut non-seulement pour moi d'un empressement dont je ne saurais trop le remercier, mais qui dans tous nos rapports voulut bien me traiter comme un ancien ami. Enfin, je me fais un véritable plaisir de remercier MM. les médecins de la ville de Sunderland, qui m'ont obligeamment procuré toutes les occasions possibles de voir des cholériques, et qui, pendant mon séjour parmi eux, ont eu pour moi les attentions les plus délicates et les plus amicales. Je dois ajouter que M. le ministre des relations extérieures et M. l'ambassadeur de France à Londres m'ont fourni tous les moyens de remplir la mission dont j'étais chargé. J'ai d'ailleurs trouvé bon accueil et toute facilité auprès du gouvernement anglais.

me suis donc arrêté dès l'origine de la maladie à un traitement pour ainsi dire instinctif.

Presque tous mes malades qui m'arrivaient à l'hôpital étaient dans le froid le plus prononcé; j'ai eu peu ou point de cholériques légèrement atteints. Ceux-ci d'ailleurs n'auraient point été reçus; dès qu'un malade pouvait marcher on l'envoyait, surtout au début de l'épidémie, dans un hôpital éloigné, n'admettant chez nous que les cas les plus graves. Je n'ai donc eu que des choléras graves à soigner; et sous le rapport de mon instruction et de la vôtre, je n'en suis point fâché.

Sans arrêter mes réflexions à des principes théoriques, sans rechercher la cause du mal, j'ai examiné avec soin les phénomènes qu'il présente. En cela, je me suis conduit à peu près comme fait un homme raisonnable qui éprouve quelque souffrance de la part de causes extérieures : j'ai employé les moyens les plus simples. Ainsi, un homme a été long-temps à une température basse, à une atmosphère humide : c'est un voyageur. Ses membres sont glacés, engourdis; le sang n'y circule plus, tout son corps est transi, il souffre de mille manières, il se soutient à peine : eh bien ! que fait-il quand il arrive au logis? Son instinct ne lui dit-il pas quels moyens sont convenables pour rétablir ses fonctions troublées? Ne demandera-t-il pas un lit bien chaud? Ne sera-t-il pas satisfait si on frictionne ses membres engourdis, si on lui présente quelques boissons chaudes et excitantes?

De même un individu cholérique arrive; il est bleu, d'une nuance plus ou moins foncée, selon qu'il est frappé depuis un temps plus ou moins long; il a froid, ses membres sont glacés, il a des crampes, des vomissements, des évacuations alvines, sa circulation est suspendue : il s'agit de remédier à tous ces symptômes.

Eh bien! il m'eût été impossible de ne pas suivre vis-à-vis du malade le traitement que j'ai établi dans mon service; j'y étais comme obligé, par un véritable instinct que mon jugement n'improuvait pas.

Voici quel fut ce traitement qu'avec des peines infinies et avec le secours de toutes les personnes qui se dévouèrent avec moi à cette œuvre d'humanité je parvins à faire exécuter :

1°. A l'arrivée du malade, le faire coucher dans un lit bien bassiné.

2°. Frictions sur les membres autant que possible simultanément par plusieurs personnes avec un mélange par parties égales de :

Alcool camphré,
Ammoniaque,
Huile essentielle de térébenthine.

Ces frictions renouvelées le plus souvent possible jusqu'au réchauffement.

3°. Application le long du corps et des membres de sachets remplis de sable chaud, renouvelés dès qu'ils se refroidissent.

4°. Boissons chaudes ou glacées, selon le goût

des malades, mais généralement excitantes, telles que :

Infusions de mélisse,
— de menthe,
— de camomille,

avec ou sans addition d'acétate d'ammoniaque, une demi-once par pinte d'infusion.

Punch fait avec infusion de :

Camomille, une pinte;
Alcool, deux onces ;
Sucre, quatre onces ;
Suc d'un citron,

Vin chaud sucré avec alcool et cannelle , deux onces pour une pinte de vin.

5°. Lavements chauds avec les infusions excitentes, auxquelles on ajoutait souvent le camphre ou l'opium.

Telles sont les principales bases du traitement que j'ai publiquement employé.

La diminution de la circulation est ici le principal phénomène , c'est à l'exciter que d'abord il faut appliquer ses soins; nous y avons toujours réussi assez promptement. Pourtant, au commencement c'était un tel trouble, une telle incapacité, de la part de tout le monde, qu'on n'a pas toujours réussi.

A l'égard du réchauffement des cholériques, il faut tenir compte de certaines considérations physiques et physiologiques. Le cholérique froid n'est pas dans les conditions d'un malade ordinaire qui éprouve un froid même très-vif. Ce dernier développe incessamment une certaine quantité de calorique, et si on le couvre de corps non conducteurs, il finira par se réchauffer ; ainsi, en l'enveloppant de couvertures de laine, ou de quelque autre étoffe, celles-ci, étant de mauvais conducteurs, lui enlèvent moins de chaleur qu'il n'en développe et peu à peu le malade se réchauffe. Le cholérique, au contraire, ne développe pas de calorique ; de sorte qu'en le couvrant de couvertures, de plumes, d'édredon, on ne pourrait pas obtenir une augmentation de chaleur. Ce point est important à considérer, car j'ai vu proposer, même par des gens instruits, des moyens absurdes de réchauffement. On a vanté, par exemple, des sacs de taffetas gommé. Sans doute ce serait un moyen parfait dans des conditions ordinaires, car les étoffes gommées sont très-mauvais conducteurs du calorique, et concentrent à merveille la chaleur d'un corps qu'on y enferme. Mais appliquez ce moyen au cholérique, il vous sera difficile de concentrer sa chaleur, car il n'en développe pas. Il y a plus, cette étoffe, en s'appliquant sur sa peau, viendra encore en abaisser s'il se peut la température en enlevant la faible portion de chaleur qui existe encore.

Il faut donc que la chaleur qu'on veut procurer aux cholériques leur vienne du dehors ; il faut leur appliquer des corps chauds. Les corps mauvais conducteurs ne sont pas convenables à cet usage.

Ainsi, il ne faut pas se servir de couvertures, de plumes chaudes; il ne faut pas même, je crois, employer l'air chaud. L'air, comme on sait, est mauvais conducteur du calorique; et c'est aux petites masses d'air interposées entre les poils d'un feutre fin, que celui-ci doit en grande partie sa propriété non conductrice. Les fumigations avec un air chaud ont ce désavantage de céder difficilement la chaleur. Il faut faire usage de corps bons conducteurs. Nous avons employé, dans notre service, le sable chaud qui, plus tard, a été employé dans tout l'hôpital. On peut toujours en avoir une chaudière pleine. On l'employait dans de petits sacs de toile, à la température de trente ou quarante degrés. Le sable n'est pas indispensable, on pourrait faire usage de cendres ou de quelque autre corps jouissant d'une faculté conductrice analogue.

Il faudrait, si l'on voulait perfectionner ce moyen, que ces sachets de sable eussent deux surfaces de nature différente; l'une conductrice pour être appliquée sur le corps, l'autre non conductrice pour s'opposer à la déperdition du calorique rayonnant. L'une des surfaces pourrait être de laine, par exemple (1), et l'autre de toile. Nous n'avons pas exécuté cela à l'Hôtel-Dieu, car c'était beaucoup que de

---

(1) L'expérience m'a prouvé depuis que ce moyen est défectueux, à raison de la mauvaise odeur que répand la laine échauffée.

faire l'indispensable. **Nous pourrions l'essayer si malheureusement l'épidémie reparaissait. J'ai vu emplir des sacs avec du son chaud. Je n'approuve pas ce moyen**; le son contient dans sa masse beaucoup d'air interposé; il a peu de capacité pour le calorique et le conduit difficilement. **Des sachets semblables céderont, dans un temps donné, beaucoup moins de calorique que des sachets de sable ou de cendre.**

Quant à une foule de moyens de réchauffement tour à tour vantés comme préférables, sans doute il y en a de fort bons; mais tout moyen qui exige l'emploi d'instruments ou de machines, si simples qu'ils soient, est impraticable par cela seul qu'il faut aller chercher ces machines, ces instruments, et qu'en attendant le malade peut mourir.

On a proposé un appareil à vapeur, aussi une espèce de chaufferette, et une lampe en toile métallique, destinées à être placées dans le lit des patients. Tous ces moyens ont l'avantage d'échauffer plus ou moins promptement; mais quand on a cent, cent-cinquante malades à soigner à la fois, on ne peut pas avoir partout un instrument à vapeur ou une lampe, et une personne qui les surveille. Ce n'est qu'en ville que de tels moyens peuvent être employés, et nous l'avons fait plusieurs fois : ils réchauffent assez promptement; mais il faut se procurer ces instruments, et le malade peut succomber avant qu'ils arrivent.

Le procédé que j'ai employé à l'hôpital, le sable chaud, est beaucoup plus simple. On peut le faire chauffer à l'avance, et le faire chauffer plus ou moins, peu importe, puisqu'il ne se décompose pas à une forte température. C'est encore là un point essentiel que d'employer des corps qui ne soient pas décomposés par la chaleur et qui ne répandent pas d'odeur désagréable; beaucoup de moyens ont été abandonnés, parce qu'ils ne remplissaient pas cette condition. La lampe à l'alcool produit de la vapeur, de l'hydrogène carboné, qui porte à la tête des malades et incommode les assistants.

Comme nous vous l'avons dit, il est fort peu de nos malades qui n'aient point été réchauffés par le moyen simple dont nous avons fait usage. Si quelques cas réfractaires se sont présentés, c'est plutôt durant la semaine dernière, qu'au commencement de l'épidémie.

Nous venons d'exposer le moyen de combattre le froid; mais, en même temps qu'on réchauffe le malade, il faut aussi chercher à activer sa circulation. Car si la circulation ne se rétablit pas, on n'aura réchauffé que des membres cadavérisés.

Il est vrai que l'application d'un corps chaud à la peau y appelle le sang, ce qui procure une certaine circulation; ainsi, travailler à procurer de la chaleur au cholérique, c'est aussi exciter la circulation. Mais ce moyen n'est pas suffisant, et il faut en employer de plus énergique.

Celui que j'ai employé diffère des autres que j'ai vu mettre en usage. Ce moyen, j'en ai fait usage dès le commencement, et je ne l'ai pas modifié depuis. Voyant des individus froids, je compris qu'il fallait leur donner une boisson chaude, légèrement excitante, sans toutefois la faire aussi fortement excitante qu'en Angleterre, où j'avais vu donner de l'eau-de-vie à haute dose, ordinairement mêlée à trente, quarante, et même cinquante gouttes de laudanum par prises souvent répétées toutes les heures ou toutes les deux heures.

Il serait possible qu'on réussît aussi bien en employant l'alcool; j'ai vu même des malades se bien trouver de boire un demi-litre et même un litre d'eau-de-vie dans les vingt-quatre heures.

La boisson que j'ai composée a porté le nom de *punch*, bien que je ne pensasse guère à faire du *punch* en formulant mes premières prescriptions. Je faisais ajouter dans une infusion aromatique deux onces d'alcool, puis une certaine quantité de jus de citron, enfin du sucre. Cette boisson réussit fort bien; c'est aussi de mon service que sont sorties les premières guérisons. Toutes les personnes qui venaient voir nos malades étaient frappées des résultats que j'obtenais en employant ce moyen. Je n'ai pas varié à cet égard; encore aujourd'hui si l'épidémie reprenait de l'intensité, et s'il m'arrivait de nouveaux cholériques froids, je ne manquerais pas de les traiter de cette manière, de leur donner une boisson légèrement excitante et chaude.

Je dois dire toutefois ce que l'expérience m'a appris à cet égard. Il y a des cholériques bleus qui n'ont aucune appétence pour les boissons chaudes, qui les refusent formellement, et qui au contraire désirent en prendre de froides et même de glacées. Je n'ai jamais balancé à cet égard ; toutes les fois que j'ai rencontré un goût aussi prononcé, je n'ai pas hésité à faire donner la boisson à la température désirée par le malade ; il me semblait que dans une maladie dont l'origine était aussi obscure, l'instinct du malade était quelque chose qu'il fallait avant tout respecter et écouter, et que peut-être on pourrait y trouver quelque indication importante. De même que l'instinct des cholériques leur faisait désirer et éprouver du bien des frictions, de même il pouvait les porter à demander des boissons froides, qui même dans certains cas produisent une sorte d'excitation. Nous avons accédé nombre de fois à ce désir, et avons donné des boissons froides et même glacées ; malheureusement nous avons presque toujours vu les individus qui avaient cette appétence particulière succomber, tandis que ceux qui ont bu avec plaisir des boissons chaudes guérissaient le plus souvent. Il y a même des cholériques qui ne voulaient boire que du *punch*. Je citerai une femme dont les doigts ont été gangrenés, qui était ravie, pendant toute la durée du choléra le plus intense, de boire, comme elle le disait, une aussi bonne ti-

sane. Plusieurs malades n'ont même bu que cette boisson dans la période du froid et pendant toute la durée de la maladie.

On comprend que lorsqu'on est pénétré du sentiment de froid que donne le choléra, une boisson légèrement excitante, d'un goût agréable, doit être quelque chose qui convient à l'économie. Cependant je viens de dire que plusieurs malades l'ont refusée formellement; alors ils ont demandé, tantôt de l'eau pure, tantôt de l'eau à la glace, tantôt de l'eau et du vin, tantôt de la limonade; leurs différentes demandes ont donc été très-variables, il n'y a pas eu de ces instincts communs qui les aient dirigés vers une certaine boisson : ni pour la température, ni pour la qualité, rien n'a été fixe. Il est bien entendu que l'usage des boissons excitantes n'a été le plus souvent mis en pratique que pendant la durée de la période de froid.

Suivant l'espèce de réaction, nous avons continué l'emploi de la boisson excitante, ou nous avons passé à une boisson d'une autre nature; car on ne pouvait traiter un individu dans une réaction adynamique, comme un individu qui aurait une transformation avec excès de la force circulatoire.

Nous n'avons guère employé d'autres moyens pour exciter la circulation; cependant quelques malades ayant désiré du vin, nous leur avons donné du vin chaud sucré, auquel même quelquefois nous avions ajouté l'alcool; d'autres malades ont bu des infusions de camomille, avec un sirop excitant, comme celui de menthe ou d'écorce d'orange. Nous ne sommes guère sortis des boissons suivantes, le punch, le vin pur ou coupé avec de l'eau, ou mélangé avec un peu d'alcool de cannelle. Je ne me rappelle pas d'avoir employé des médicaments, des potions quelconques, si ce n'est peut-être pour combattre des accidents fortuits qui auraient pu se présenter. D'ailleurs il y avait un tel trouble dans l'établissement, qu'on ne pouvait guère compter sur les préparations de la pharmacie. Nous avons fait même un usage très-restreint du laudanum et de l'opium pour calmer les vomissements.

Un autre moyen, ce sont les frictions. Partout la nécessité de réchauffer les malades s'est fait sentir ; ils ont été frictionnés de mille manières différentes, avec des brosses, avec les mains, avec des liqueurs excitantes. Nous avons adopté une formule à cet égard. Nous employons un mélange d'alcool camphré et d'ammoniaque, et quelquefois d'huile essentielle de térébenthine à parties égales. Nous n'avons pas eu à revenir sur l'emploi de ce moyen ; il est encore en usage dans mes salles depuis le premier jour de l'épidémie pour combattre la période de froid. Contre cette même période nous nous sommes servis avec avantage de lavements d'infusions aromatiques, avec une certaine quantité de camphre. Plusieurs fois chez des cholériques très-faibles, très-abattus par la période algide, où la circulation était à peine visible, nous avons employé des lavements de camomille camphrée, très-chauds. C'est un remède indiqué, puisque le froid ne se fait pas seulement sentir dans les membres, mais dans les différents organes, et surtout dans le canal intestinal : de sorte que l'emploi des lavements chauds est fort logique et a des avantages. Je l'avais d'ailleurs vu employer en Angleterre, et je l'avais noté comme devant être mis en usage à Paris si l'épidémie s'y présentait.

Tels sont les principaux moyens que j'ai mis en usage pour combattre le choléra dans sa période de froid. Dans les premiers moments de l'arrivée des malades, il a existé un grand désordre à l'Hôtel-Dieu; l'apparition du fléau avait été si soudaine, que rien n'était prévu ni organisé; nous n'avions presque pas d'infirmiers, ou ce n'étaient que de mauvais sujets qui s'occupaient de voler les malades plutôt que de les soigner. C'est avec un sentiment d'horreur que j'ai été témoin de pareilles infamies. Nous avions des filles publiques qui, sous le prétexte de soigner les malades, venaient pour leur dérober le peu qu'ils avaient dans leurs vêtements; aussi vous sentez que dans les premiers jours il a fallu beaucoup de volonté et de patience pour faire administrer quelques soins à un certain nombre de malades. Nous avons eu tout-à-coup 3o, 4o, 5o cholériques à soigner le même jour. Les élèves n'étaient pas habitués à ces soins, les religieuses étaient effrayées ou n'étaient pas encore formées, il n'y avait pas d'infirmiers ou ceux qui y étaient avaient mauvaise volonté. C'est avec bien de la peine que nous avons pu faire usage des secours que je viens de vous indiquer, quoiqu'ils fussent très-simples ; car en pareil cas, et surtout dans les hôpitaux, la chose importante, c'est de donner, par les procédés les plus simples possibles, des soins à un grand nombre de malades. Il y avait d'autres moyens très-raisonnables, par exemple les bains, et dans certains cas des affusions. Mais pour donner un bain à un cholérique pendant une épidémie aussi active, vous allez employer 4 ou 5 personnes pendant deux heures ; vous êtes obligé de déplacer votre malade, de le transporter dans la baignoire, de le rapporter ensuite dans son lit. Pendant ce temps les personnes occupées pourraient porter des soins fructueux à d'autres patients exposés à périr faute de secours. Aussi n'ai-je employé ces moyens pour les cholériques que huit à dix fois, et même depuis que la maladie s'est apaisée et que nous avons eu des infirmiers plus habiles. Bien qu'ils pussent être avantageux, je n'aurais pas voulu dans le commencement me servir de ces moyens, à cause des inconvénients qu'ils pouvaient présenter. Mais il y avait encore une autre raison, c'est le déplacement. Rien n'est plus nuisible que ce transport, non-seulement du lit dans une baignoire, d'un lit dans un autre, mais même le déplacement du malade dans son propre lit.

Un de nos confrères, M. Petit, faisait placer le

long du dos, des morceaux de flanelle trempés dans de la térébenthine et chauffés ensuite, par un fer à repasser. Je n'ai jamais voulu employer ce traitement, parce qu'il faut déplacer le malade. Mettre un cholérique sur son ventre c'est l'exposer à périr. Je suis sûr que ce médecin a vu mourir plusieurs cholériques froids, par la seule raison qu'on les plaçait sur le ventre, au lieu de les laisser dans la position naturelle à l'homme débile, qui ne peut exercer aucun mouvement par lui-même.

Des sinapismes à différentes places du corps, quelquefois des lotions corrosives faites le long des membres, sont des moyens accessoires que nous avons employés pour rendre plus actifs ceux dont nous venons de parler, dans la vue d'exciter la circulation du sang; nous y sommes presque toujours parvenus. Sur près de six cents cholériques que j'ai eus dans ma salle Sainte-Monique, excepté trente-huit malades, qui sont morts sur le brancard au moment où on les mettait dans leur lit, tous ont été réchauffés, la circulation s'est montrée d'après l'emploi des moyens dont je viens de parler. Si l'on compare le nombre des personnes cyanosées que j'ai rappelées à la circulation, avec ce qui s'est passé dans d'autres contrées, d'autres services et d'autres hôpitaux, je dis que je n'ai pas de raison de modifier le traitement que j'ai employé.

Quant aux crampes et aux vomissements, il n'est guère possible de les combattre d'une manière directe. On peut bien exciter la circulation rien que par l'effet de la chaleur, obtenir un mouvement de sang plus rapide, et un battement du cœur plus énergique : il n'en est pas de même pour les crampes et les vomissements. Ces phénomènes sont si étranges, si singuliers : comment attaquer directement leurs causes. Qu'est-ce qui fait que les muscles se contractent si douloureusement dans les crampes? Nous avons dit qu'on ne le savait pas. Le traitement ne peut donc pas être raisonné, il ne peut qu'être empirique. Nous savons que des cataplasmes, des frictions sèches ou humides, ou avec des liniments excitants, ont été utiles pour diminuer ces accidents; voilà tout.

Quant aux vomissements, nous devons dire qu'ils ont été fort difficiles à combattre. Nous ne nous en sommes même que très-peu occupés, car nous avons remarqué qu'ils cessaient du moment que la circulation se rétablissait, bien qu'on n'eût fait aucun usage de médicaments. Les vomissements venaient à cesser le plus souvent du moment que la période de réaction avait lieu.

Ceci est une remarque qu'il ne faut pas négliger. Nous sommes, nous autres médecins, aussi bien que les malades, très-portés à attribuer aux médicaments les modifications heureuses ou fâcheuses qui suivent leur emploi. Si un individu qui a des vomissements prend une cuillerée d'une potion quelconque, et qu'au bout d'une demi-heure ils viennent à cesser, le malade et le médecin lui attribuent cet effet. Moi-même, quoique très-douteur de mon naturel, je n'ai pu m'empêcher d'attribuer à tel remède les succès qui ont suivi son emploi. Peut-être étais-je dans une complète erreur.

Il serait donc plus sage d'envisager ce que je viens de noter comme une simple coïncidence qui doit être remarquée à l'occasion du choléra. N'avons-nous pas vu des malades qui avaient des vomissements et des déjections très-fortes, qui ont refusé toute espèce de boisson et même de soins quelconques, et qui ont cessé de vomir quand la circulation a repris son mouvement; de sorte que ce n'était pas parce qu'on avait employé des médicaments, mais parce qu'il s'était fait une nouvelle phase dans la maladie, que les accidents qui accompagnaient la première période devaient cesser. Ce genre de fait est digne des méditations de tout médecin éclairé et consciencieux.

En général, les boissons adoucissantes, légèrement aromatiques, ont été fort utiles pour combattre les vomissements et les évacuations alvines. Très-souvent on a tiré de l'avantage de l'opium. C'est surtout ce qui a eu lieu dans l'Inde et dans le Nord. On ne peut douter que l'emploi du laudanum, mêlé à des boissons aromatiques, à l'alcool même, n'ait été fort utile. En Angleterre j'ai vu de très-bons effets du laudanum donné à des doses que nous n'emploierions pas ici; j'ai vu administrer trois fois cinquante gouttes de laudanum à une heure d'intervalle. Les malades s'en sont bien trouvés ; ils ont eu un délire, des rêvasseries, ils ont vu des fantômes, ils ont dormi plusieurs jours ; mais la question n'était pas de dormir ou de voir des fantômes, elle était de vivre ou de mourir de la maladie. J'ai vu quelquefois des cholériques traités de cette manière revenir à la santé au bout de deux ou trois jours. Je n'ai cependant jamais senti la nécessité d'employer le laudanum à pareilles doses. Je ne connais pas le chiffre des guérisons opérées par ce moyen, mais pour nous cent cinquante gouttes de laudanum, donné en trois fois, à une heure d'intervalle, pourrait être qualifié d'empoisonnement, et il est peu d'individus qui résisteraient à une quantité aussi forte, surtout si elle ne les faisait pas vomir.

Telle est la base du traitement que j'ai employé pour secourir les cholériques dans la période algide ; je n'y ai presque rien ajouté depuis le commencement de l'épidémie dans Paris, il est encore en vigueur aujourd'hui dans le service. D'une part, des moyens physiques de réchauffement par des sachets de sable chaud ; d'autre part, des frictions avec de l'alcool camphré ou de l'ammoniaque, et quelquefois l'essence de térébenthine ; lavements avec l'infusion de camomille chaude et camphrée, quelquefois éthérée ; puis, à l'intérieur, des boissons chaudes, aromatiques, et même légèrement alcoolisées. C'est avec ces moyens que nous avons ramené la circulation chez les cholériques portés à l'hôpital : ce n'est que dans cette dernière quinzaine qu'il nous est arrivé quelques cas légers de choléra, nous n'avions eu auparavant que les choléras des plus graves. Quelquefois il en était de si avancés que leur guérison paraissait tenir du miracle. Je citerai particulièrement des personnes très-âgées, dans un état de cadavérisation si complet, qu'elles semblaient avoir à peine demi-heure à vivre ; et cependant, à l'aide de notre traitement administré avec persévérance, nous sommes parvenus à réchauffer et à guérir quelques-uns de ces cholériques avancés, qui semblaient voués à une mort inévitable.

Je ne veux pas parler de la saignée ; j'avoue que je ne sais pas comment on peut penser à saigner des cholériques dans cette période de froid. Il faut d'abord s'entendre sur la valeur réelle du mot ; qu'est-ce qu'une saignée ? Pour moi c'est une opération par laquelle on ouvre un vaisseau pour en extraire du sang. Eh bien ! je dis que dans tous les cas de choléra grave, où la circulation est suspendue, vous avez beau faire des tentatives pour saigner, vous ne le pourrez pas. J'ai vu souvent ouvrir des veines aux cholériques sans qu'il en sortît du sang ; comment en sortirait-il, puisque la circulation est suspendue ? Il apparaît bien un peu de sang bleu, noirâtre, en pressant le membre ; vous pouvez en faire sortir

d'une veine ouverte une certaine quantité; mais
ce sang vient du vaisseau que vous avez ouvert et
non pas du cœur. Ainsi, vous ne pouvez appeler
votre opération une saignée, car saigner c'est extraire
le sang de la circulation? Comment saigner quand il
n'y a pas de circulation. Il en est de même de l'application des sangsues. Vous pouvez poser cent, deux
cents sangsues si cela vous convient; il est possible
qu'elles fassent des piqûres sur la peau, ce qui n'a
pas toujours lieu, mais vous ne voyez pas ces animaux se gorger de sang, si ce n'est de celui du
système capillaire circonvoisin, ce qui est une quantité très-minime relativement à la quantité générale
du sang. Il en est de même pour les ventouses.
J'ai vu des jeunes gens qui voulaient appliquer des
ventouses sur la région de l'estomac; ils faisaient
leur scarification, ils appliquaient les ventouses, et
ils étaient confondus de ne pas voir sortir le sang.
Comment encore en serait-il sorti, puisque, la circulation étant suspendue, il n'y a pas moyen de procurer une évacuation sanguine. Je n'ai pas même songé,
dans le traitement de la période de froid, à employer la saignée, parce que, en général, elle est
impossible, à moins que vous n'ayez affaire à des
cholériques où la circulation persiste; où elle est
seulement affaiblie, modifiée, vous ne pouvez pas
y penser. Dans le cas où la circulation se maintient, ce qui s'est vu quelquefois, on peut alors
discuter la question de savoir si on peut ou non

saigner. Sans doute, dans cette période, la saignée ne serait utile que pour abattre l'énergie des forces. qui ne sont déjà que trop abattues ; à moins de congestion bien apparente et de certitude que le cours du sang n'a pas cessé, il est absurde de tenter un moyen physiquement impraticable. Cependant beaucoup de médecins, inspirés par des idées systématiques déplorables, ont fait des évacuations sanguines la base de leur traitement. Cela n'a rien qui doive surprendre, quand on réfléchit combien les connaissances de physiologie positives les plus simples sont peu répandues.

En supposant que la circulation existe, elle est si faible qu'il faut plutôt l'exciter que d'extraire du sang ; d'ailleurs dans tous les climats la saignée a été reconnue plus nuisible qu'utile. En Hongrie par exemple, où la maladie a sévi avec beaucoup d'intensité, les médecins y avaient renoncé ; il en a été de même en Pologne et en Russie : parce qu'il a été démontré par l'expérience qu'elle avait été très-nuisible.

Voudrait-on saigner à cause de la qualité du sang? Il y avait un médecin de la capitale, qui saignait pour cette raison : plus on retire du sang, disait-il, plus ce sera avantageux, puisque ce liquide est altéré. Il y a des médecins qui prétendent en avoir tiré avantage quand il leur a été possible d'effectuer cette saignée. Quant à moi, je n'ai pas trouvé l'occasion de saigner les malades dans la période de froid; j'ai au contraire cherché à les réchauffer, à exciter la circulation, à calmer les douleurs, à faire cesser les vomissements; mais il ne m'a jamais semblé avantageux de leur extraire du sang; et quand j'ai voulu le faire cela ne m'a pas réussi. Telle est l'opération que j'ai faite sur un cholérique dans la période de froid, chez lequel il y avait mouvement, parole, déglutition. Un médecin qui avait été en Pologne, comme je vous l'ai dit dans une de mes leçons, me conseilla comme un moyen infaillible de faire la saignée de l'artère temporale.

A l'instant même, je coupai le tronc même de l'artère, au-dessus de l'arcade zigomatique, il en sortit une seule goute de sang; c'était ce qui était contenu dans le bout du vaisseau, parce que la pression des muscles l'avait poussé là. Deux ou trois taches de sang parurent aux endroits où il y avait des branches de l'artère; le sang n'a pas coulé, il était donc impossible de faire la saignée de la temporale. Vous voyez pourquoi je n'ai pas jugé convenable, dans la période froide, d'essayer de la saignée; d'ailleurs encore une fois c'eût été une tentative inutile, puisque la raison physique qui s'oppose à la circulation du sang s'oppose aussi à ce qu'il y ait véritable saignée dans ces circonstances.

L'emploi des médicaments dans cette même période, n'est pas une chose bien indiquée; car, d'après certaines expériences que j'ai faites à cet égard, il ne me paraît pas que le système nerveux des cholériques soit dans une situation telle qu'il puisse être influencé par les médicaments, même des plus actifs.

J'ai vu employer et employé quelquefois moi-même l'opium, le camphre à très-haute dose, l'éther, l'ammoniaque, l'acétate d'ammoniaque. Je suis encore à douter si ces moyens ont eu une action sur des cholériques froids, je ne sais pas si ces médicaments ne sont pas relativement aux cholériques, ce qu'ils sont relativement aux individus enragés. Un fait bien singulier, bien connu, c'est que les individus enragés supportent des doses très-fortes de médicaments. J'ai injecté dans les veines d'un homme hydrophobe jusqu'à sept grains d'opium, sans que ses accès en fussent modifiés. Or, cette quantité sur un individu sain, l'aurait plongé dans un sommeil des plus profonds, dont peut-être il ne se serait jamais relevé.

Il en est de même de l'acide prussique, je n'ai pas vu ce poison avoir d'action sur les chiens enragés. Or, dans l'état sain, une goutte d'acide prussique pur tue un chien comme d'un coup de balle. Je suis porté à penser que dans l'état de cholérisation il y a quelque chose d'analogue. J'en ai pour preuve une tentative que j'ai faite il n'y a pas long-temps, et dont je vous ai parlé. Chez une femme cholérique dans la période algide, sans espérance, j'ai tenté, comme moyen d'excitation, d'injecter une certaine quantité d'alcool camphré étendu d'eau.

Si une semblable injection était faite chez un individu bien portant, les effets de l'empoisonnement par le camphre se montreraient d'une manière extrême. Il serait dans une agitation extraordinaire, aurait des soubresauts, des mouvements des plus énergiques, comme cela arrive sur les animaux.

En effet, si l'on injecte deux grains de camphre dans les veines d'un chat, il fait des bonds de six pieds de haut. Chez cette femme j'ai introduit la totalité de mon injection, qui contenait un demi-gros de camphre ; il ne s'est pas manifesté le moindre signe de l'action de cette substance sur le système nerveux ; d'où je conclus que le système nerveux est dans toute autre condition que dans l'état ordinaire : c'est un fait important que je chercherai à vérifier, à savoir si dans l'état de choléra algide le système nerveux est insensible à l'effet des médicaments ; du reste, je n'en ai pas employé. Mes moyens ont été ceux que le simple bon sens indique, que tout homme emploierait lui-même s'il était en état de soigner. C'est à peu près ce que fait un homme quand il arrive d'un voyage, et qu'il entre dans une auberge en hiver : il cherche à se réchauffer devant le feu, ou il boit un verre de punch ou de vin chaud, et demande un lit bien bassiné. Ce sont des moyens qui n'appartiennent pour ainsi dire pas à la médecine.

Par ce traitement, aussi simple que possible, je suis arrivé aux résultats suivants :

J'ai d'abord établi en usage, de noter et d'exposer publiquement, dans mes salles, le nom et le nombre des personnes entrantes, ceux des personnes sorties guéries, et ceux des personnes décédées ; ce tableau a été affiché tous les jours dans mon service. De sorte que je ne crains pas que demain on vienne, dans un journal, démentir les nombres que je vais vous donner. (Le professeur, pressé par l'heure, donne des détails incomplets à cet égard, sur lesquels il se propose de revenir dans la séance prochaine. J'ai cru inutile de reproduire des chiffres qu'il a d'une manière bien plus exacte dans ses matériaux.)

M. MAGENDIE, *Professeur.*

(Second trimestre de 1832.)

Neuvième leçon

SUR

LE CHOLÉRA-MORBUS.

MESSIEURS,

Dans la dernière séance nous nous sommes occupés du traitement du choléra durant la période algide. Nous avons vu que les indications curatives de ce mal terrible se tirent moins des connaissances que son étude approfondie a fournies aux médecins que de l'état apparent des malades. Quelle que soit en effet l'opinion que l'on a du choléra, il est difficile, en voyant un individu froid, sans pouls, dont l'aspect est si étrangement modifié, il est difficile, dis-je, de ne pas s'attaquer d'abord à ces phénomènes principaux. Or, les moyens de les combattre sont, avons-nous dit, plus instinctifs que médicaux.

Ce froid cadavérique est le premier phénomène

qu'il faille combattre ; aussi, dans tous les pays où a sévi le choléra, a-t-on commencé par réchauffer le malade, à lui donner quelques boissons chaudes, à le frotter, pour exciter la circulation dans ses membres. Rechercher la nature du mal, raisonner, calculer sur ce qui se passe dans l'économie, serait perdre son temps, et le malade périrait souvent avant votre décision. Agissez donc, agissez sans retard. Ces indications de l'instinct sont urgentes à remplir, indépendamment de ce que vous y joindrez plus tard, suivant vos idées théoriques.

Le choléra algide s'accompagne quelquefois de convulsions. Cette forme est plus rare, nous l'avons vue moins souvent, et nous aurons peu de chose à vous en dire. Ces convulsions sont d'une violence extrême ; les membres font entendre des craquements effrayants, les extrémités se tordent, les genoux viennent s'appliquer violemment sur la poitrine. C'est là un état désespéré, et le malade expire au milieu d'affreuses douleurs.

Dans de semblables circonstances le traitement doit avoir pour but de rappeler la chaleur, puis de calmer cette agitation convulsive par les antispasmodiques les plus énergiques et les opiacés les plus actifs.

Mais s'il est vrai que les médicaments n'aient point d'action, à cette période du mal, sur le système nerveux, quel espoir peut-on raisonnablement fonder sur leur emploi?

Nous allons aujourd'hui passer à l'exposé du traitement des diverses formes cholériques qui succèdent à la période algide. J'ai déjà dit, et je crois utile de le répéter, que je n'ai pas dessein d'indiquer tous les traitements qui ont été employés, mais seulement ceux que j'ai mis en usage, et dont j'ai personnellement l'expérience.

Dans la réaction véritable, dans la transformation complète, le traitement est facile ; il est le même que dans les accès fébriles, avec lesquels cet état a tant d'analogie. Quelques boissons délayantes, chaudes ou froides suivant l'appétence du malade, quelques antispasmodiques, s'il y a des mouvements nerveux, voilà tout ce que comporte cette période. Il faut bien se garder d'arrêter cette réaction ; modérez-la si elle est trop forte, mais il importe qu'elle dure un certain temps. Si elle ne se montre qu'une demi-heure ou une heure, elle n'est pas complète, elle sera bientôt suivie de nouveaux symptômes algides, ou d'un état d'affaissement qui se prolonge durant un temps indéterminé. Nous en avons eu plusieurs exemples dans notre service ; nous avons encore une femme qui a été atteinte du choléra il y a six semaines, dont la réaction a été faible, et qui est demeurée dans une prostration extrême, avec contraction à la vessie et une sorte de congestion cérébrale.

Mais si la réaction est trop énergique, sans l'arrêter, il faut la modérer. Chez certains cholériques la réaction est violente, le pouls se développe avec force, le sang devient abondant; alors, l'indication est précise, il faut employer la saignée; et ce que je n'ai pas besoin d'ajouter, parce que ce précepte vous est connu, il faut proportionner les évacuations sanguines à l'intensité des symptômes et à l'individualité du malade.

J'ai déjà dit, en parlant du sang cholérique, qu'il faut avoir égard à ses qualités dans la réaction, comme procurant un des pronostics les plus certains touchant l'issue du mal. Le sang redevient-il rouge, se prend-il en caillot, se couvre-t-il d'une certaine couche couenneuse, c'est un indice des plus favorables. Dans tous les états de réaction, ce doit être un signe considéré avec soin.

Ainsi, dans la réaction véritable, le traitement consite à satisfaire la soif du malade, donner au besoin quelques lavements pour tempérer la chaleur intérieure, et faire une ou plusieurs saignées si l'indication est précise; du reste, la maladie marche d'elle-même. Je dirai à ce propos que dans les maladies graves ou légères, le temps est le principal élément de transformation. Il faut se garder de croire et d'affirmer que c'est parce que tel ou tel médicament a été employé que la maladie change de face; à l'aide d'une longue expérience, le médecin reconnaît que la plupart des traitements ont surtout pour résultat de faire patienter, de tranquilliser le malade et de satisfaire les préjugés des assistants. Dans ces maladies qui marchent d'elles-mêmes, le médecin est impuissant à les arrêter; heureux s'il peut quelquefois les modifier!

Un autre caractère de la réaction complète dont il faut tenir compte, c'est que le sang reparaît en quantité convenable. Vous vous rappelez que l'un des symptômes essentiels que nous avons reconnus au choléra, c'est l'altération et la diminution du sang. Les selles, les vomissements, qui n'ont lieu qu'aux dépens du sang, en diminuent tellement la quantité qu'il reste à peine la dixième partie.

Passons au traitement des autres espèces de transformations; d'abord à celui de la réaction incomplète. Dans cette forme, il s'établit chez le malade une sorte de lutte entre l'énergie vitale, qui tend à faire cesser le mal, et la cause morbide, qui tend à faire périr le malade. En effet, nous voyons les phénomènes algides faire place aux phénomènes de la réaction, puis se montrer de nouveau pour disparaître encore. Durant ces alternatives, on voit paraître une sueur tantôt chaude, tantôt froide, mais toujours acide (1), qui produit cette viscosité dont est empreinte toute la surface du corps, cette imbibition molle et séreuse de l'épiderme, comme

____

(1) L'acidité que conserve la sueur est digne de remarque quand on se rappelle que la sécrétion intestinale a perdu complétement ce caractère pour devenir alcaline.

si le corps eût été long-temps plongé dans l'eau ou enveloppé de cataplasmes émollients.

Vous pressentez, messieurs, qu'ici, loin de modérer la réaction, il faut l'entretenir, l'exciter même. Il faudrait surtout rétablir le sang dans ses conditions physiologiques ou normales. Mais c'est ici, il faut le dire, que le traitement présente des difficultés réelles. On peut bien employer des moyens propres à rendre plus énergiques les contractions du cœur; en existe-t-il pour agir sur les qualités du sang? Or, chez ces cholériques à réaction incomplète, le sang persiste dans les qualités qu'il avait durant la période algide; et le retour du sang à ses qualités primitives est une question de vie ou de mort. Tant qu'il est noir dans les artères comme dans les veines, le malade est dans le plus grand danger, car c'est là peut-être la cause du trouble des fonctions. Toujours est-il que dans la réaction incomplète, il faut continuer l'emploi des moyens qui ont réussi durant la période algide. Si le malade désire des boissons chaudes, ou même plus ou moins stimulantes, il faut les lui continuer, sans craindre de trop exciter sa réaction ou de produire une inflammation d'estomac. Si les toniques ont réussi, il faut les continuer. Si le malade préfère les boissons froides, il faut les continuer. J'ai souvent vu ce système réussir, le malade arriver peu à peu à une réaction complète, et se rétablir; mais ces réactions incomplètes sont dangereuses, et le plus souvent elles sont fatales aux malades, parce que le plus souvent le sang ne reprend pas ses qualités naturelles. Quelle espèce de traitement adopter, qui soit capable de rétablir les qualités physiologiques du sang? Cette question est des plus graves, elle est aussi des plus obscures malgré les études et les recherches profondes de tous les médecins qui ont observé la maladie. On avait espéré, comme je vous l'ai dit, modifier le sang en rétablissant sa composition ; je vous ai rendu compte de mes propres expériences à ce sujet, des injections de sérum artificiel que j'ai faites en désespoir de guérison. Trois fois j'ai répété ces injections à la quantité de deux livres ; une fois seulement, j'eus un rayon d'espérance qui fut bientôt dissipé par le nouvel abattement du malade, et la mort. En Écosse on vient de faire des expériences analogues, mais avec des quantités de liquide si énormes qu'il est difficile d'y croire. On rapporte qu'on a injecté chez plusieurs individus jusqu'à quarante livres de dissolution saline. Je cite le fait sans y ajouter foi entière. Il faudrait connaître les détails de l'expérience. J'ai fait des injections sur des hommes, j'en ai fait de nombreuses sur les animaux; je sais qu'une injection d'un litre ou deux sur un chien produit une pléthore artificielle des plus prononcés ; et, assurément une injection de dix litres sur un homme produirait un trouble extrême, un gonflement prodigieux. Que serait-ce de vingt litres? Si l'expérience était réelle, ces résultats auraient été notés, on aurait parlé du trouble général et du volume du corps. Pourtant je ne peux pas nier l'expérience; car, à toute rigueur, il n'est pas physiquement impossible, je crois, de faire entrer quarante livres de liquide dans le corps d'un homme, surtout si on procède lentement, et si les doses introduites le sont à des intervalles de plusieurs heures : alors une partie du liquide injecté précédemment a pu s'échapper, soit par la voie de l'exhalation pulmonaire, soit par celle des reins. Au reste, un de nos confrères m'a promis d'écrire en Écosse pour avoir les détails; s'ils arrivent à temps, je vous les communiquerai.

Nous avons fait plusieurs autres essais pour rendre au sang sa quantité et sa qualité. Nous n'avons pas été assez heureux pour réussir. Un des caractères du sang cholérique étant la couleur noire, nous avions pensé que si on employait l'oxigène en boisson on obtiendrait quelques effets. Vainement on l'avait fait respirer, nous n'eûmes pas plus de succès en l'employant en boisson; l'eau oxigénée que nous avons fait boire n'a rien produit. Ainsi cet état du sang dans la réaction incomplète est encore un problème sur lequel il faut que les médecins s'exercent et qui doit fournir peut-être la clef d'un traitement rationnel. Si quelqu'un prétendait l'expliquer par l'inflammation, je dirais encore : Cherchez ailleurs, car cette inflammation, si elle existe, est plutôt un effet qu'une cause; elle ne vous fait pas connaître pourquoi le sang est noir dans les artères et dans les veines. D'ailleurs ceux qui ont parlé d'inflammation l'ont vue dans l'état de réaction, comme dans l'état algide, ou plutôt ils l'ont aussi bien rêvée dans un cas que dans l'autre.

Je dis donc que dans la réaction incomplète, il faut continuer les moyens qui ont réussi dans la période algide : les excitants à l'intérieur, comme à l'extérieur, les boissons chaudes ou à la glace, suivant le goût des malades ; quelquefois des bains, des sinapismes, etc.

Mais tous les efforts sont le plus souvent infructueux, c'est dans cette sorte de transformation et dans celle que j'ai appelée typhoïde que la mortalité s'est surtout exercée. Dans la période typhoïde, quelquefois on voit poindre une réaction franche, puis vient un nouvel accès algide qui anéantit toute espérance ; le malade retombe dans un état de prostration extrême, souvent avec congestion cérébrale, trouble dans les idées et regard délirant. En un mot le malade présente tout l'aspect du typhus. Aussi, durant quarante-huit heures, nous avons cru que le typhus s'était déclaré à l'Hôtel-Dieu, et il nous a fallu un examen approfondi pour nous assurer du contraire.

Ainsi dans l'état typhoïde, la congestion cérébrale vient se joindre aux caractères de la réaction incomplète, et le sang persiste dans sa couleur noire. Pourtant, en ouvrant l'artère brachiale, j'y ai quelquefois vu du sang un peu moins noir que dans les veines, mais la différence était à peine sensible. De sorte que dans cette période encore je regarde l'altération du sang comme le phénomène auquel il faudrait appliquer le traitement pour arriver à quelque résultat avantageux.

Je mets sous vos yeux du sang, tiré hier matin, d'une femme offrant un état typhoïde très-prononcé. Cette malade est restée cinq ou six jours dans cette période, et elle a péri malgré tous les moyens que nous avons mis en usage; car dans cette période, je le répète, on ne pourra sauver sûrement les malades tant qu'on n'aura pas des moyens de changer la nature viciée du sang.

Dès les premiers jours de l'épidémie, le traitement que j'ai établi a eu quelque avantage sur les autres traitements. Il en a eu notamment sur le traitement antiphlogistique; car un de nos confrères, qui avait adopté celui-ci, a déclaré en pleine Académie, qu'en l'espace de quarante-huit heures, sur un nombre de quatre-vingt-six cholériques, il en avait perdu quatre-vingt. Les premiers malades qui sortirent de l'hôpital venaient de mon service. Je parvins promptement, à l'aide des moyens que je vous ai rapportés, à réchauffer les malades; mais c'est après la période algide, que la gravité de l'épidémie se montra tout entière dans mon service; la plupart de mes malades tombaient dans l'état typhoïde. Je ne sais encore rien qui puisse modifier cet état. J'ai

essayé les moyens recommandés, j'en ai essayé d'autres qui me sont venus à l'esprit, et je n'en sais
encore aucun dont j'osasse espérer quelque succès.
Je n'ai sauvé qu'un fort petit nombre de malades
dans ce fâcheux état. Ce n'est pas qu'ils eussent des
lésions organiques graves : l'intestin s'est trouvé
rouge, et fortement injecté d'un sang noir et épais.
Mais ce n'était sans doute pas la cause de la mort.
Nous avons mis en usage les excitants de toute nature à l'intérieur et l'extérieur, nous avons appliqué sur les bras différents genres de frictions, nous
avons essayé des frictions d'alcool et d'essence de
térébenthine. Celles-ci sont des plus actives, car la
térébenthine s'imbibe dans l'épiderme, y demeure
long-temps, et produit un effet prolongé. C'est
même une sorte de friction dont il faut s'abstenir
quand on ne veut produire qu'une excitation passagère ; dans ce cas, il faut faire usage de l'alcool,
qui bientôt s'évapore et n'a plus d'action. C'est lorsqu'on a besoin d'un effet persistant, prolongé comme
dans l'état typhoïde, qu'il faut user des résines et
des huiles essentielles. Les vétérinaires pour avoir
des effets énergiques frictionnent les chevaux avec
la térébenthine. J'ai usé encore des sinapismes, des
lavements camphrés ou ammoniacaux ; j'ai fait donner des boissons diverses, excitantes ou rafraîchis-
santes comme les voulaient les malades, des solutions salines telles qu'elles ont été proposées par
le docteur Steevens, de Londres ; j'ai donné de for-

tes solutions de sous-carbonate de soude, etc., etc. Eh bien, je répète que je n'ai pu prendre confiance en aucun moyen.

Nous avons aussi fait usage du gaz protoxide d'azote. Respiré pendant quelques minutes, il a produit chez certains malades une agitation passagère qui a été jusqu'à l'hilarité, suivant l'effet connu de ce gaz; mais point de résultat avantageux. J'ai essayé aussi plusieurs fois, et sans plus de succès, de faire prendre une dissolution aqueuse de ce gaz, à la dose d'un litre en vingt-quatre heures.

Cet état typhoïde, je le répète, a presque toujours une terminaison fatale. Cependant, un certain nombre de ces malades ont échappé à son issue funeste; nous avons encore dans notre service une femme qui a été atteinte du choléra dans les premiers jours de l'épidémie, qui a passé à un état typhoïde long-temps rebelle, et qui a été enfin sauvée par les toniques, et par l'emploi des frictions camphrées, de la noix vomique et même de la strychnine en solution alcoolique.

L'état adynamique est plus grave en apparence et l'est pourtant moins en réalité. Il produit la prostration des forces, un décubitus immobile sur le dos; mais le sang a repris ses qualités ordinaires. Cette transformation n'est pas difficile à soigner Presque tous les malades que nous avons eus dans cet état, ont été sauvés par l'emploi des toniques,

Telle est entre autres une femme qui est restée six semaines dans un état de prostration extrême; ce n'est qu'à force de vin de Madère et de boissons excitantes, de frictions avec une solution alcoolique de noix vomique, avec la strychnine et les lavements ammoniacés, que nous sommes parvenus à la rétablir. Dans cette période, la saignée pourrait avoir des suites bien funestes, nous en avons eu la preuve. Cette même femme, ayant été, par mégarde, soumise à l'action de quelques sangsues, perdit en un instant ce qu'elle avait gagné durant trois semaines de traitement, et ce ne fut qu'en reprenant l'usage sévère des toniques que nous parvînmes à la rétablir.

J'arrive à la transformation que j'ai nommée douloureuse, à la période caractérisée par des douleurs aiguës à l'estomac et persistance dans les vomissements et les évacuations alvines; elle est fort difficile à traiter. Nous avons encore une femme dans notre salle qui depuis plusieurs jours est dans un état d'anxiété extrême; elle a des vomissements, des évacuations continuelles que nous ne pouvons pas faire cesser. Nous avons d'abord appliqué des sangsues sur la région épigastrique, nous faisons usage de cataplasmes émollients, de fomentations sur l'abdomen. Si le malade a de la force, on lui applique un vésicatoire. Nous avons même appliqué, à l'aide d'un linge intermédiaire, la surface d'un marteau chauffé dans l'eau bouillante; la peau se

boursouffle instantanément, et il se forme un vésicatoire qui devient un puissant dérivatif. Nous avons
donné aussi l'opium à forte dose à l'intérieur. La
femme dont je vous parle en prend beaucoup; mais
j'ai eu tant de peine à modifier cet état chez d'autres malades, que je n'ose pas affirmer que j'aurai
chez celle-ci un succès plus favorable.

Dans ce genre de réaction, il faut se conduire
d'après les résultats que l'on obtient jour par jour.
Quelques malades se trouvent bien de la glace,
d'autres ne peuvent pas la souffrir, et se trouvent
mieux des boissons tièdes, antispasmodiques. Il
n'y a pas de moyen connu qui puisse sûrement faire
cesser cet état. Sur cette femme, nous avons mis
en usage cinq ou six sortes de traitements, y compris les vomitifs, sans arrêter les évacuations ni les
vomissements. Cependant elle est si faible, qu'elle
ne pourrait supporter les moyens antiphlogistiques.
J'en ai fait la triste expérience dans des cas semblables. C'est seulement par les calmants, les antispasmodiques, les opiacés qu'on peut traiter cette
forme de transformation, une des plus fâcheuses à
cause de la difficulté à faire cesser les accidents qui
l'accompagnent. Je la place sur la même ligne que
la forme typhoïde, pour la difficulté à faire disparaître les accidents; mais elle n'est pas aussi déses-
pérée que celle-ci, dans laquelle le sang demeure
noir.

En employant avec persévérance les moyens que

je viens d'indiquer, en y ajoutant des bains, des dérivatifs, quelquefois je suis parvenu à faire cesser ces accidents. Ce mode de réaction est assez curieux, et j'engage ceux d'entre vous qui voudraient l'observer à venir dans notre service voir la femme dont je viens de vous parler.

Il reste une dernière transformation, que j'ai appelée fibrillaire, palpitante. Nous ne l'avons vue que deux fois ; elle a duré deux ou trois jours, et s'est terminée favorablement au moyen des antispasmodiques, de la diète et de quelques bains. C'est une forme qu'il faut noter, mais qui ne paraît pas dangereuse. Elle n'empêche pas le sang de reprendre ses caractères naturels.

En jetant un nouveau coup d'œil sur les six états que nous venons de parcourir, nous voyons qu'il y en a quatre dans lesquels le sang reprend ses caractères naturels, la réaction simple, la réaction adynamique, la réaction douloureuse avec persistance de vomissents et d'évacuations, la réaction fibrillaire. Dans les deux autres, la réaction incomplète et la réaction typhoïde, le sang demeure noir ; aussi ces deux périodes sont les plus graves, et ce sont elles qui entraînent la plus grande mortalité.

Je vous ai rapporté les divers moyens de traitement que nous avons mis en usage ; cependant, je dois dire que nous avons fait quelques autres essais, qui pour la plupart n'ont pas été heureux. Dans la période typhoïde, nous avons employé l'acide fluorique. M. Ampère, mon savant confrère à l'Académie des Sciences, avait espéré quelques bons effets de cet acide puissamment caustique qui traverse et corrode en un instant tous les tissus. Nous en avons fait préparer, et nous l'avons essayé sur quelques malades. Dans un cas nous avons obtenu ou cru obtenir un résultat très-avantageux sur une femme qui, depuis plusieurs jours, était dans un état typhoïde, et qui avait résisté à tous les moyens.

Après lui avoir appliqué sur les deux avant-bras une couche de cet acide, nous l'avons vue revenir à elle-même, reprendre sa connaissance et perdre ce lugubre aspect du typhus. Est-ce qu'elle devait revenir, ou bien est-ce l'effet de l'acide? Je l'ignore. Mais je ne dois pas l'omettre : concurremment, le traitement fortifiant a été continué, et je crois même qu'on lui a fait boire du rum à mon insu après l'emploi de l'acide fluorique (*mouvement d'hilarité dans l'auditoire*). Une autre fois encore nous avons fait usage de cet acide, mais sans succès. Comme nous n'en avons pas toujours à notre disposition, nous avons essayé dans une douzaine de cas de transformation thyphoïde d'appliquer de l'acide sulfurique caustique ; mais je ne sache pas que nous en ayons jamais obtenu de résultat. Il est vrai que ce n'est qu'à la dernière extrémité, en désespoir de tout autre moyen, que nous hasardions de faire ces larges cautérisations sur les bras et les cuisses.

Je vous ai parlé d'injections que nous avons faites dans les veines. Nous en avons tenté un grand nombre, sans bons ni mauvais effets, si ce n'est dans ce cas d'injection de sérum dont je vous ai entretenus. Cela nous a porté à penser, je crois vous l'avoir déjà dit, que les cholériques graves pourraient bien être dans le cas des hydrophobes, chez lesquels les médicaments n'ont pas d'action. Si cela est, vous voyez qu'il n'y a rien à espérer de l'emploi d'aucun médicament.

Jusqu'à présent, nous avons parlé du choléra normal, du choléra type ; mais à côté il y a certaines affections qui sont aussi le choléra, quoique ne revêtant pas la forme algide. Il y a une de ces affections que j'ai vue plusieurs fois dans les hôpitaux et dans le monde, et que j'appelle l'*abattement* ou l'*idiotisme cholérique*. Cet état a frappé des individus de telle sorte qu'il les a rendus nuls au physique et au moral, les a plongés dans un anéantissement complet. Des hommes connus par leur énergie et leur bravoure sont tombés dans un état d'abjection pitoyable ; vous auriez dit des imbéciles ou des crétins, pouvant à peine se lever, n'osant pas faire un mouvement, boire un verre d'eau, dans la crainte que ce ne devînt l'occasion du choléra. Cette étrange affection est d'autant plus sérieuse, qu'elle s'est en général prolongée long-temps.

Un de mes amis, colonel d'une bravoure éprouvée, est depuis deux mois dans cet état de faiblesse voisin de l'idiotisme, malgré tous les soins que je lui ai prodigués.

J'ai été consulté, il y a quelques jours, pour une autre personne dans le même état. Pensant que la distraction et le mouvement pourraient le soulager, je conseillai de le porter bon gré malgré dans une chaise de poste. Il n'osait pas mettre un pied devant l'autre ; il se crut mort, mais aujourd'hui j'apprends que le déplacement lui a rendu la confiance et le courage, et qu'il se porte bien.

Cet état se traite par un bon régime, au lieu de la diète que les malades s'imposent par crainte, les consolations morales, les distractions, puis par l'emploi des toniques. Mais il faut user modérément de ceux-ci, car quelquefois ils ont été nuisibles. Au reste, je n'ai jamais vu l'idiotisme cholérique finir d'une manière fâcheuse.

A côté de cet état, il y en a un autre que je nommerai *insidieux*. Je l'ai vu assez fréquemment. Il simulait une congestion cérébrale, une apoplexie, des paralysies partielles, etc. Notre célèbre confrère M. Cuvier a certainement succombé à une affection de ce genre. Les accidents qu'il a présentés simulaient à un tel point un épanchement cérébral, que ses médecins, qui étaient aussi ses amis, s'y sont trompés ; ils ont été jusqu'à désigner le lieu du cerveau où l'hémorrhagie devait se trouver, et cependant l'autopsie a prouvé que leur science et le vif intérêt qu'ils portaient à l'illustre malade se trouvaient en défaut.

Ce sont là des affections qui ne sont pas sur la même ligne que la maladie normale, mais qui sont sur les confins, et qui souvent ne sont pas moins à redouter.

J'ajouterai, comme un fait digne d'une sérieuse attention, que j'ai observé à l'Hôtel-Dieu et que beaucoup ont vu avec moi un choléra intermittent à type quotidien. Une jeune Allemande fut apportée le soir dans mes salles, dans un état algide complet, avec vomissements, évacuations alvines, crampes, etc. Cette fille fut immédiatement, et pendant la nuit, soumise à mon traitement, et le lendemain matin elle était fort bien ; elle avait eu des sueurs abondantes qui semblaient avoir terminé la maladie ; mais le soir, sur les sept heures, elle fut reprise des mêmes accidents, et sa vie parut tout aussi compromise que la veille. Elle fut de nouveau soumise au traitement, et avec le même succès ; le lendemain, semblable rechute tout aussi grave. Je doutais encore ; je craignis que les gens de service ne se fussent laissé abuser ; je vins moi-même deux jours de suite m'assurer des faits, et je ne conservai plus aucun doute. Je crus que c'était le cas d'essayer du sulfate de quinine : j'étais curieux de savoir quelle serait son influence. Elle fut telle, que le second jour les accès cessèrent complétement ; la convalescence fut d'une quinzaine de jours, après quoi cette fille fut admise comme infirmière à l'hôpital, où elle est, je crois, encore à ce titre.

Je ne doute donc point de l'existence d'un choléra intermittent qui, à la couleur bleue et aux évacuations séreuses près, a la plus grande analogie avec les fièvres algides graves des pays marécageux célèbres par leur insalubrité.

Une observation fort importante sur le choléra, qui le différencie de plusieurs autres épidémies, c'est qu'il s'est joint à d'autres maladies. Dans notre hôpital nous l'avons vu s'établir sur la plupart des maladies chroniques connues, le cancer à l'utérus, la phthisie pulmonaire à son dernier terme, des lésions organiques du foie, diverses affections chroniques des poumons. Dans tous les cas, nous pouvions faire la part nette du choléra et de la maladie co-existante. Je me rappelle une femme, jeune et belle, et qui avait à la fois empreint sur son visage les traits de la phthisie au troisième degré et la couleur bleue du choléra; en sorte que ceux qui, comme nous, ont l'habitude de juger des maladies graves sur le masque du malade, pouvaient d'un coup d'œil reconnaître l'existence simultanée de deux causes impitoyables de mort se disputant pour ainsi dire les derniers souffles d'un être jadis animé et entouré de l'admiration de ses semblables..

Ainsi, l'existence d'une maladie antérieure n'a pas empêché le choléra de se développer. C'est là un fait fort remarquable, car pour être préservé des autres épidémies, il suffit le plus souvent d'avoir

quelque altération organique, une maladie quelconque.

Après le choléra, nous avons vu quelques accidents postérieurs, certains états qui semblent être
une suite du choléra. Chez des individus guéris,
nous avons vu des catarrhes pulmonaires, dont la
matière expec torée rappelait par son apparence les
évacuations cholériques. Il est rare qu'il n'en soit
pas de même après le typhus et les fièvres graves
qui sont fréquemment suivies d'expectorations abondantes de matières qui semblent s'être formées durant la maladie, et y avoir joué un rôle important.

Ces états ne se sont pas terminés d'une manière
fâcheuse ; mais des malades ont conservé long-
temps ces catarrhes.

Je viens de dire , d'une manière fort incomplète
sans doute, car tout ne peut s'exprimer par le dis-
cours sans tomber dans des redites et des détails
fastidieux , quelle conduite j'ai tenue à l'égard
des cholériques confiés à mes soins; mais il ne suffit pas d'avoir cru bien faire , il faut arriver aux
chiffres : c'est ici que tous les systèmes, que toutes
les spéculations viennent se heurter , que les illusions disparaissent, et que la triste réalité se montre dans tout son jour. Il ne suffit pas d'avoir soigné quelques cas d'une épidémie, et même un certain nombre , une centaine par exemple ; ce n'est
que sur des chiffres beaucoup plus élevés qu'on ar-

rive à quelque probabilité sur la valeur du traitement employé.

Dévouons-nous donc, et abordons l'écueil. Disons d'abord que ce n'est qu'à dater du 28 mars que j'ai pu faire tenir un registre exact du mouvement journalier de mon service. Pendant les jours qui ont précédé cette époque, le trouble, la confusion qui régnaient à l'hôpital étaient tels par suite de mesures intempestives que le conseil général des hospices avait pris sur lui d'ordonner, qu'il nous était à peine possible de faire administrer quelques secours aux malades, ou plutôt aux moribonds qui nous arrivaient en foule. Loin de moi la pensée de jeter le moindre blâme sur les intentions d'hommes honorables qui se dévouent gratuitement au soulagement des pauvres de la capitale; mais la vérité l'exige, et je le dirai: les mesures ordonnées par plusieurs arrêtés du conseil, pris sans avoir consulté les hommes spéciaux, ont eu de graves inconvénients, sans avoir pu seulement être exécutés dans les dispositions principales.

Croirait-on, par exemple, que des hommes éclairés et raisonnables aient cru un moment à la possibilité d'un isolement complet de malades atteints de l'épidémie, ainsi que des gens de service, dans une maison où à chaque instant les déplacements indispensables confondent les nombreux habitants.

De là défense aux familles de venir voir leurs

parents à l'hôpital ; de là aussi les idées qui se ré-
pandirent dans les gens du peuple , qui croyaient
fermement à l'empoisonnement des premiers cholériques qui entrèrent à l'hôpital. Je n'oublierai jamais l'impression que j'éprouvai quand , faisant
tous mes efforts pour soulager et sauver , s'il était
possible, les malheureux qui me furent alors confiés , je lus sur leurs visages inquiets, leur air taci-
turne et dans leurs propos sourds , qu'ils me soup-
çonnaient de les empoisonner. Il faut avoir passé
par cette terrible épreuve pour comprendre tout
ce que ma position avait d'affligeant.

Quoi qu'il en soit, sur nos vives réclamations,
nous dûmes à l'intervention du président du conseil M. Périer et au bon esprit du ministre des travaux publics, de voir cesser ces dispositions nuisibles , et chacun des médecins de l'hôpital put
reprendre son service et soigner réellement les malades , ce qui avait été impossible jusqu'alors, par
la confusion générale qui existait dans la maison.

C'est aussi à dater de ce moment que j'ai pu recueillir des notes et former des tableaux qui chaque
matin ont été affichés dans mes salles.

D'après ce relevé , du 28 mars au 25 août 1852 :

Cinq cent quatre-vingt-quatorze cholériques sont
entrés dans mes salles , et ont été soumis à mon
traitement ;

Trois cent soixante-quatorze sont sortis guéris ;

Douze , en convalescence , ont été évacués sur

d'autres salles, lorsque les miennes ont dû être mises en réparation.

Deux cent huit sont morts.

Sur ce total des décès, je dois dire que trente-huit ne devraient pas y être comptés, car ces malades étaient entièrement désespérés quand ils furent apportés à l'hôpital. Plusieurs même ne furent pas couchés, car ils étaient morts sur le brancard.

Mais comme cette condition m'a été commune avec tous les médecins des hôpitaux , je ne veux rien soustraire au chiffre de ma mortalité, qui , comme il est facile de s'en convaincre, est du tiers et une petite fraction.

Si je consentais à soustraire du nombre des malades, et par suite , des morts, les trente-huit cholériques qui n'ont pu recevoir aucun secours , et qui ont expiré en arrivant, je n'aurais plus que cinq cent cinquante-six pour le nombre total de mes malades.

Cent soixante-dix pour le nombre des morts.

Le nombre trois cent soixante-quatorze des guéris restant le même dans cette hypothèse, ma mortalité serait au-dessous du tiers, puisque le tiers de cinq cent cinquante-six est de cent quatre-vingt cinq.

Mais, encore un coup, je ne veux pas profiter de ce genre de distinction, dont il est si facile à la mauvaise foi d'abuser.

Je vous prie seulement, messieurs, de considérer que je n'ai presque eu à soigner que des cholériques parvenus à la période algide complète , c'est-à-dire dans un état fort grave comparativement à ceux qui ne sont point encore arrivés à ce degré du mal. En ville, où j'ai donné des soins à beaucoup de malades, au début de la maladie, j'ai été assez heureux pour n'en perdre aucun , même de ceux qui étaient parvenus à une période très-avancée.

Il ne suffit pas d'établir un système de traitement dans les circonstances graves et difficiles où nous nous sommes trouvés, il faut s'assurer que les ordres sont suivis, les prescriptions exécutées, et exécutées en temps opportun. Or, c'est ce qui m'a présenté des difficultés presque insurmontables, surtout dans les premiers jours de l'épidémie. Effroi des gens de service, mauvaise volonté, peu de zèle et plus d'une fois friponnerie, et, il faut le dire, fatigue extrême, épuisement de ceux qui faisaient leur besogne en conscience, quoique très-mesquinement récompensés, puisque ces malheureux n'ont que 10 fr. par mois, avec une nourriture médiocre et souvent insuffisante. Tels sont les obstacles qui se présentaient. Il me fallait d'heure en heure visiter mes malades, passer de lit en lit pour m'assurer si les soins avaient été donnés, et cela la nuit comme le jour. Plus d'une fois, en arrivant inopinément, j'ai eu le chagrin de voir tous mes infirmiers groupés autour du poêle, sans s'inquiéter des cris du moribond ; et plus d'une fois il m'a fallu les chasser à l'instant , avant même d'être certain d'en trouver d'autres. Je dois dire toutefois que j'ai été secondé avec le plus grand soin, non seulement par MM. Berryer-Fontaine et Téyssier, mes internes, ainsi que par mes élèves externes MM. Petit, Baugrand et Béniquet, mais encore par plusieurs jeunes médecins ou étudiants qui bénévolement vinrent nous offrir leurs services, et qui s'en acquittèrent avec toute l'activité et l'intelligence possible.

Nous partageâmes les vingt-quatre heures entre nous, de manière que jamais le service ne fût livré uniquement aux infirmiers, et c'est, je crois, autant à cette attention, qu'au traitement lui-même, que j'ai dû les résultats relativement avantageux que j'ai obtenus.

Je manquerais à la justice si je ne mentionnais pas ici la mère Saint-Paul, religieuse de mon service, qui a déployé, dans ces tristes circonstances, un zèle, un courage et une activité au-dessus de tous les éloges. Que sa modestie me pardonne l'hommage public que je rends à ses bonnes qualités.

Voilà, messieurs, tout ce que j'avais à vous dire sur le traitement de l'épidémie. Dans la séance prochaine, qui sans doute sera la dernière, il me restera à vous entretenir des conjectures probables à faire sur la nature de l'épidémie et sur son mode de propagation. Cette question est vaste autant qu'elle est obscure ; en toute autre occasion j'aurais pu y consacrer deux séances, mais ma disposition personnelle et les tristes circonstances qui nous pressent de toutes parts s'y opposent........ *(applaudissements)* et j'ai hâte de finir.

M. MAGENDIE, *Professeur.*

(Second trimestre de 1832.)

Dixième leçon

SUR

LE CHOLÉRA-MORBUS.

MESSIEURS,

Dans la dernière séance, nous nous sommes occupés des moyens de combattre la période qui suit la période algide ; vous avez vu qu'ils différaient suivant le mode de la transformation nouvelle. Vous avez vu qu'en variant le traitement nous sommes arrivés à un résultat bien triste en lui-même, et pourtant satisfaisant d'une manière relative, puisque nous avons sauvé les deux tiers de nos malades et que peu de médecins ont obtenu ce résultat. Et pourtant nous étions dans la position la plus défavorable, car les cholériques qui nous arrivaient à l'Hôtel-Dieu étaient des plus gravement atteints, surtout dans les six premières semaines ; tellement que beaucoup sont morts avant qu'il ait été possible de leur administrer aucun secours.

Il faut, messieurs, distinguer parmi les moyens que nous employons pour combattre les maladies; certains traitements mis en usage avec confiance, loin d'être de véritables traitements, ne sont que des moyens de laisser écouler le temps, de laisser la nature faire les frais de la guérison. La plupart des moyens employés durant la période de froid sont de cette espèce. Il n'y a point de médicament connu pour agir sur la circulation durant le froid.

Il y a même un système qui jouit d'une certaine vogue, dans lequel le traitement est tout-à-fait nul. Les médicaments sont donnés à doses si faibles qu'elles deviennent presque inexprimables ; par exemple, un millionième, un trillionième de grain. Physiologiquement, ce n'est pas là un traitement, mais un moyen de satisfaire les spéculations d'un médecin systématique, et surtout de tranquilliser le malade, ce qui est bien quelque chose. Ce système de médecine diffère pourtant de la médecine expectante, qui a été professée avec tant de bonne foi et de philanthropie par l'illustre Pinel, en ce que, dans celle-ci, on ne donne rien ; aussi l'imagination du malade erre à l'aventure ; le malade se persuade que son médecin manque de science, parce qu'il ne lui fait pas prendre de remède. Il vaut donc mieux donner des médicaments quelconques : l'esprit du

malade en est tranquillisé, et la conscience du médecin satisfaite.

Je vous ai déjà avoué qu'il y a dans le traitement
du choléra un vague désespérant : j'ai encore vu,
depuis notre dernière réunion, de nouveaux malades, j'ai de nouveau employé les mêmes moyens,
et leur insuffisance m'a de nouveau fait sentir la
nécessité de nouvelles recherches pour sortir de
cette impossibilité d'agir sur certains malades.

Je ne vous ai pas entretenus de ces traitements
qu'on appelle spécifiques, car il n'en existe pas.
Tous ceux que l'on a vantés en divers pays sont sans
puissance. Il n'en est pas tout-à-fait de même pour
le traitement préservatif. Il y a quelque chose de
raisonnable à faire pour se préserver du choléra :
nous allons dire quelques mots sur ce sujet.

Si le mode de transmission du choléra était bien
connu, le médecin pourrait tracer un traitement
préservatif fondé ; mais nous n'avons pas, à l'égard
de cette épidémie. les connaissances que nous avons
sur la gale, la siphilis, la petite vérole et la fièvre
jaune.

Nous savons qu'il suffit d'éviter le contact pour
se garantir de la gale et de la siphilis ; pour la petite vérole, la question est déjà plus obscure.

A l'origine de cette maladie, chacun prenait
de grandes précautions pour éviter le contact avec
les malades, sans réussir toujours à se préserver du
mal ; de plus, ce mal épidémique ne s'attaquait

pas seulement aux pauvres, comme le choléra l'a fait dans plusieurs contrées, il emportait des familles riches tout entières, et même des familles royales. Quant à la fièvre jaune, nous savons qu'elle ne se développe que dans certaines localités sous l'influence de certaines causes insalubres; ainsi, en allant ailleurs on est assuré de s'en garantir.

Nous n'avons pas, à l'égard du choléra, des notions aussi précises; quand nous traiterons du mode de propagation, nous verrons qu'on est loin de savoir quelque chose de positif sur la manière dont il se transmet. Si donc on ne sait pas comment il se transmet, les moyens de préservation se réduisent à des précautions générales de salubrité; les conditions favorables qui laissent l'espoir fondé de ne point être atteint, sont le bien-être, le bon régime, les bonnes mœurs, tout ce qui entretient la santé et la paix de l'âme. Les conditions défavorables sont les mauvaises localités, l'insalubrité des habitations, des quartiers, la mauvaise nourriture, la peur, la misère et tout ce qui accompagne les mœurs des individus pauvres et mal nourris; car souvent le vice accompagne la misère. Ainsi, lorsqu'une personne se trouve dans des conditions de bien-être, qu'elle évite les causes qui fatiguent les organes, elle est dans une position favorable, elle peut espérer de se préserver; si, au contraire, elle est dans une condition pauvre, si elle est mal logée, mal vêtue, livrée à la débauche, elle se trouve dans une position défavorable.

Cette différence d'action de l'épidémie sur la classe pauvre et sur la classe riche s'est surtout fait remarquer en Angleterre. Dans ce pays, il y a une immense différence de bien-être entre le riche et le pauvre , entre celui qui vit de ses capitaux ou de son industrie , et celui qui reçoit la taxe. Chez nous, les richesses sont mieux réparties. Nous connaissons à peine la profonde misère du bas peuple anglais. Eh bien, en Angleterre, la classe riche n'a presque pas souffert du choléra ; on y citerait à peine quelques riches morts de l'épidémie , tandis que la classe pauvre a plus souffert. Pourquoi notre pays a-t-il été beaucoup plus maltraité, pourquoi les riches ont-ils tant souffert? Je l'ignore.

Il y a pourtant quelques circonstances communes aux pauvres comme aux riches qu'il faut connaitre. Une des causes de cette espèce et de celles qui ont le plus contribué au développement du choléra , c'est l'émotion vive , l'effroi, la douleur qu'on éprouve à voir quelqu'un périr de l'épidémie. J'en ai vu beaucoup d'exemples. Je connais même des faits curieux qui rendent raison de certains événements cholériques qui ont été expliqués et le sont encore quelquefois aujourd'hui par la contagion. Dans un village des environs de Paris , où est ma campagne , un vigneron fut atteint du choléra après une débauche, où il avait bu à outrance et fumé sans en avoir l'habitude. Je fus appelé près de lui au moment où il expirait; il n'y avait aucun doute sur l'espèce de maladie à laquelle il succombait, et je vis successivement le frère et la tante du malade, qui étaient venus lui donner des soins, atteints aussi de l'épidémie. Ce sont les seuls du village qui y ont succombé, et je ne doute pas que les deux parents ne soient tombés malades, prédisposés qu'ils étaient par la douleur et l'épouvante qu'ils ressentirent pendant la maladie de leur parent, et par sa mort brusque et inattendue.

Pour moi, messieurs, je n'ai donné à mes clients, afin de les préserver de l'épidémie, que des conseils fort simples; j'ai été heureux, car je n'en ai perdu aucun. Assurément quelques-uns ont été atteints, mais aucun n'a succombé. Non que je prétende que le hasard ne m'a point favorisé, mais j'aime à croire que mes conseils n'ont pas été inutiles. Je conseillai à chacun d'eux, et je fis observer dans ma maison, de garder ses habitudes, de n'y rien ajouter, de n'en rien retrancher, si ce n'est les excès, les fatigues extrêmes, soit d'esprit, soit de corps. Je dis à chacun de se lever, de se coucher aux heures accoutumées, de vivre comme avant, en un mot, de ne rien changer aux habitudes. Seulement, quand les circonstances ne s'y opposaient pas, que le système nerveux n'était pas dans des circonstances défavorables, je conseillais l'usage du thé ou d'une autre infusion excitante. Moi-même, je me suis bien trouvé de prendre, le matin et le soir, une légère infusion de thé ou de camomille, qui a pour effet d'exciter modérément la circulation et d'y introduire une certaine quantité d'eau , afin que le sang ne tende pas à devenir trop épais : tels sont les seuls avis que j'ai donnés, en les fortifiant de mon exemple. Depuis que je pratique la médecine je suis dans l'usage de sortir le matin sans avoir déjeûné ; durant l'épidémie, qui, comme il est facile de le comprendre, m'a causé beaucoup de fatigues physiques et morales, je n'ai point changé cet usage ; seulement j'ai pris une tasse de thé avant de sortir. Du reste, j'ai conservé mes habitudes sans rien changer à mon régime. Je ne connais pas, en effet, d'aliments plus nuisibles que d'autres. Quelques médecins et quelques instructions officielles avaient conseillé l'abstinence de certains aliments, du cochon, des végétaux crus, de la salade, des radis, etc. Je regarde ces précautions comme inutiles, car je n'ai pas vu que ces aliments aient rien produit de particulier, ni par conséquent qu'ils aient été nuisibles. Quant aux excès de la table, ils pourraient sans doute être blâmés, et pourtant je connais des personnes qui, durant l'épidémie, ont toujours très-bien dîné, et quelquefois même avec plus de recherche qu'à leur ordinaire , et qui ne s'en sont pas trouvées plus mal.

Je ne sais si je m'abuse, mais je suis encore persuadé que si aucun de mes malades de la ville n'a succombé, ils le doivent à ce que je me suis constamment abstenu des saignées au début de la

maladie, et que dès ce moment j'ai employé les excitants.

Je me garderai de vous entretenir des préservatifs
offerts à la crédulité publique par les charlatans. Il
est des gens qui, dès qu'ils sont effrayés, ont une
confiance inepte dans les recettes, les moyens les
plus absurdes ; c'est là l'histoire éternelle des
gens qui ont peur, et de ceux qui spéculent sur ce
sentiment. La folie des uns fait naître la fourberie
des autres. Mais je parlerai des préservatifs conseil-
lés par des corps savants, des académies. J'en parlerai, car des autorités graves ont attribué à certains
moyens une vertu qu'ils ne possèdent pas, à mon
avis.

Dans tous les temps, et dans toute espèce d'épidémie, les empiriques, et trop souvent les médecins, ont conseillé de répandre dans l'air soit des
parfums, soit du vinaigre, dans la vue de modifier les qualités de l'air. Lisez l'histoire des pestes,
et il en est qui ont fait des ravages bien autres que
le choléra, vous verrez que les médecins du temps
ont recommandé de parfumer les endroits où
étaient les malades, d'y brûler des plantes aromatiques, d'y jeter du vinaigre, etc.

La tradition de ces secours illusoires s'est conservée jusqu'à nous; et cependant, les connaissances
chimiques qui existent aujourd'hui étant généralement répandues, on aurait pu espérer que l'insuffisance ou la nullité de semblables moyens au-

rait été mieux appréciée ; mais la terreur des esprits ne l'a pas permis.

Vous avez vu vendre une prodigieuse quantité de camphre , d'aromates et de parfums, etc. Je suis persuadé que le commerce de ces objets qui s'est fait en Angleterre à l'occasion du choléra a fait circuler plusieurs millions ; il n'est pas d'Anglais dans l'aisance qui n'ait acheté sa provision de préservatifs. La même chose s'est passée en France. Le camphre y était devenu si cher qu'il a fallu que le gouvernement levât les droits d'importation : l'once de cette substance s'est vendue jusqu'à trente francs. Cependant le camphre n'a aucune vertu préservative connue; nous ignorons le rapport qui peut exister entre l'odeur du camphre et l'épidémie.

Mais c'est le chlore et les chlorures qui ont été surtout l'objet d'un commerce affligeant. Ce ne sont pas les charlatans qui les ont vantés, mais des hommes qui commandent la confiance, des commissions chargées par les magistrats de rassurer le public sur les moyens contre le choléra. Cependant, certes, aucun fait antérieur n'autorisait à prescrire le chlore comme anti-cholérique et à en faire vaporiser dans tous les lieux publics. Il peut assurément être utile comme désinfectant des lieux insalubres, mais il n'a aucune vertu spéciale contre le choléra. Il est difficile de comprendre comment des hommes éclairés ont pu conseiller l'emploi des chlorures comme moyen préservatif de l'épidémie actuelle. Déjà, en Russie comme en Pologne, toutes les expériences avaient prouvé que les fumigations de chlore n'avaient rien changé à l'intensité de l'épidémie. Une preuve bien plus forte de son inutilité, c'est ce qui s'est passé dans certains ateliers où se fabriquait cette substance, et où des ouvriers ont été frappés du choléra. On a cité à l'Académie de Médecine une manufacture de chlore située près Paris, où tous les hommes qui y étaient occupés ont péri. Je citerai encore l'Hôtel-Dieu tout entier, où nous en avons fait suspendre l'usage ; la salle des morts, où il a passé plus de mille morts du choléra, et où plusieurs garçons d'amphithéâtre sont employés. Dans cette salle, où nous faisions de nombreuses autopsies, la vapeur du chlore était fatigante ; nous étions suffoqués par cette odeur, qui s'ajoutait à celle des cadavres : nous en fîmes cesser l'usage sans que personne s'en soit mal trouvé. Si ces fumigations eussent été continuées, combien de gens auraient cru qu'elles avaient préservé les garçons de salle ; mais nous y avions renoncé dès le début de l'épidémie.

J'ajoute que l'emploi des vapeurs odorantes et des fumigations n'est pas seulement inutile, mais qu'il peut avoir des inconvénients : j'ai vu des personnes malades pour avoir vécu dans une atmosphère de camphre et de chlore : ces substances en effet agissent sur la respiration et sur le système nerveux. J'ai soigné une famille entière qui avait employé ces moyens, et qui se trouvait très-indisposée, non de la maladie, mais de l'usage de ces préservatifs.

Certaines gens ont poussé la monomanie des précautions jusqu'au ridicule. J'ai vu des personnes riches, et entre autres une qui pourrait fournir le texte d'une fort plaisante comédie. Toute sa maison jusqu'aux greniers était garnie de préservatifs : ici on voyait un vase rempli de chlorure, là un sachet de camphre ; plus loin des plantes aromatiques, et ainsi par toute la maison ; mais sa chambre à coucher surtout était comme le sanctuaire de la purification. On y trouvait en abondance tous les préservatifs ; le chlore, le camphre, les oranges piquées de géroffle, des aromates, et tout ce que la crédulité peut enfanter. Il n'était pas malade, mais il avait la manie des consultations. Plusieurs fois je fus appelé près de lui, et durant qu'il me contait ses rêveries, je m'occupais avec une vive curiosité à examiner ses précautions. C'était en vérité plaisant à voir. Je l'invitai un jour à ne pas rassembler en aussi grande abondance près de lui ces substances, lui disant qu'elles n'avaient point de vertu ; il ne m'écoutait pas, j'ajoutai alors qu'elles pouvaient avoir des inconvénients ! A ce mot d'*inconvénients*, il me donna toute son attention, me questionna même, et le lendemain une partie de ses arcanes était réformée.

En résumé, nous voyons que les moyens préservatifs du choléra se réduisent à peu de chose ; se rapprocher le plus possible des conditions de salubrité, suivre un bon régime, éviter les excès, sans s'arrêter à toutes ces futiles précautions vantées par les poltrons ou les fourbes, et qui, toujours sans utilité, sont quelquefois dangereuses.

Une autre fois, je fus appelé près d'une femme qui, me dit-on, était gravement indisposée. Je la trouvai dans une atmosphère de camphre qui l'empoisonnait, avec un sachet sur les reins, un autre sur la poitrine et d'autres placés çà et là dans son logement; le camphre était la seule cause de son indisposition, et la preuve, c'est que les accidents disparurent dès que j'eus fait enlever ces sachets.

Si nous voulions nous engager dans des recherches sur les causes du choléra, nous serions bientôt dans une profonde obscurité, et ceci n'est point particulier à cette maladie. Parcourons les différents ouvrages sur les pestes, nous verrons que, le plus souvent, l'épidémie passée, les médecins conviennent de leur ignorance sur son origine; pourquoi attendrions-nous la fin du choléra pour faire le même aveu. Assurément, il serait du plus haut intérêt de connaître les causes d'un tel mal, car alors nous aurions l'espoir fondé d'en préserver des individus et même des contrées entières. Aujourd'hui que la cause de la fièvre jaune est connue, il est difficile qu'elle se développe là où les conditions de salubrité sont observées.

Or, examinons le choléra à son premier développement dans l'Inde, nous serons tentés de croire que nous allons en trouver la cause ou les causes. En effet, là sont accumulées des circonstances propres à développer des maladies graves et même des maladies épidémiques. Sur les bords du Gange, la population est nombreuse, la nourriture médiocre ou mauvise. On dit même qu'en 1817, année de l'apparition du choléra, la récolte du riz manqua, en sorte que la population indigente, qui vit principalement de cette céréale, fut dans la disette. Aussi certains médecins prétendent-ils rattacher à cette mauvaise récolte le développement de l'épidémie. Autre circonstance : dans ce pays la chaleur est excessive pendant le jour, et la fraîcheur fort grande durant la nuit. On rapporte qu'un grand nombre de personnes qui durant le jour avaient été exposées à la chaleur, et s'étaient endormies la nuit avec les fenêtres ouvertes, furent atteintes du choléra. On sait aussi que le Gange est un fleuve immense, qui déborde souvent et laisse de grands marécages le long de ses rives : ces marécages, chargés de matières animales et végétales, donnent lieu à une grande putréfaction. Ensuite, un usage religieux du pays est de jeter les morts dans le Gange, et, durant l'épidémie, cette multitude de cadavres flottants sur les eaux, et dont beaucoup s'arrêtaient sur les bords du fleuve et s'y putréfiaient, ne contribuaient pas peu à altérer l'air de ces contrées. Nous pourrions donc nous abuser, et dire que dans l'Inde il y a pour le choléra des causes locales ; mais ces causes ont existé de tout temps, et ce n'est que depuis 1817 que le choléra s'y est montré d'une manière épidémique, car je ne pense pas que le choléra soit une maladie ancienne ; qu'il ait été observé par les auteurs de l'antiquité, ni même par les modernes. Ainsi *Bontius* a décrit un choléra dans l'Inde ; mais je dis que sa description n'est pas celle du choléra bleu avec les évacuations que nous avons décrites. Le choléra des médecins grecs, de Bontius, Sydenham et autres, est caractérisé par des évacuations bilieuses par haut et par bas ; ce n'est donc pas le choléra que nous avons sous les yeux. Je dis que cette maladie n'existait pas, et qu'il a fallu des causes particulières pour qu'elle se développât. Mais comment se fait-il que cette maladie, long-temps localisée sur les bords du Gange, se soit ensuite répandue si loin ? C'est une question que nous traiterons plus tard.

Si le choléra ne peut être attribué à des causes locales, il faut en chercher quelque autre, et c'est ici qu'apparaît le domaine des hypothèses, car chaque médecin, chaque particulier, chaque esprit rêveur, a cherché à l'expliquer suivant ses idées favorites, en sorte qu'autant de cerveaux autant d'explications différentes.

Long-temps on a cru que les épidémies avaient pour cause l'influence des astres sur l'espèce humaine, et les astrologues expliquaient à merveille ces influences ; d'autres fois elles furent attribuées à des sorciers qui avaient des relations avec les Infidèles ; à des empoisonneurs, et souvent des malheureux sur lesquels pesaient de pareils soupçons ont été massacrés par une foule stupide et brutale. Pourquoi faut-il que de telles scènes d'horreur se soient renouvelées sous nos yeux avec les mêmes caractères, l'ignorance et la férocité. Ainsi, toujours le vulgaire a donné aux épidémies des causes particulières en rapport avec les idées de son époque. A l'occasion de la peste noire au quinzième siècle, le collége des médecins de Paris, ne voulant pas rester en arrière, ne trouva rien de mieux, pour expliquer la cause de cette grande catastrophe, qui, au dire des historiens, fit périr les quatre cinquièmes de la population du globe, que de l'attribuer à un combat entre les étoiles et la mer, durant laquelle il était tombé une pluie venimeuse qui avait engendré le mal et moissonné l'espèce humaine.

Aujourd'hui, l'esprit du siècle, qui ne veut pas non plus demeurer court, nous a portés à placer l'origine de l'épidémie actuelle dans quelque cause physique nuisible, connue ou inconnue : que n'a-t-on pas dit de l'altération de l'atmosphère. Des recherches à cet égard ont été faites dans toutes les contrées ; des chimistes distingués, entre autres M. Sérulas, qui lui-même vient de mourir du choléra, ont fait sans résultat les recherches les plus soigneuses. On a parlé aussi de miasmes qui se se-

raient développés soit auprès des malades, soit ailleurs : nous verrons que ces miasmes sont imaginaires. Enfin un physicien de Berlin, M. Auguste,
a présenté une série de faits qui n'expliquent point
la cause de la maladie, mais qui sont importants à
noter. Ce sont des expériences hygrométriques curieuses, dans lesquelles l'auteur remarque un rapport
entre l'augmentation de l'humidité de l'air et l'intensité de la maladie. Ce physicien avait pensé que la
grande humidité de l'atmosphère pouvait modifier
la respiration, parce que l'exhalation du poumon
est d'autant moins abondante, que l'air est plus
chargé de vapeur. Mais il faut remarquer que dans
le sang cholérique la quantité d'eau, loin d'être
en excès, est notablement diminuée.

D'autres ont cherché la cause de l'épidémie dans
des vapeurs métalliques répandues dans l'air. M. Ca-
gnard Latour a émis cette opinion, se fondant sur la
chute d'une pierre prétendue atmosphérique tombée
chez lui. Bien d'autres explications ont été enfan-
tées que je passe sous silence. Ce sont pour le
moment de vaines recherches que celles qui ont
pour but la nature du choléra. En effet, aujourd'hui
que certaines maladies existent encore d'une manière sporadique, après avoir long-temps régné
sous forme d'épidémie, les plus habiles seraient
fort embarrassés s'il fallait en expliquer l'essence
et en trouver les causes.

Par exemple, la siphilis, qui fit irruption au quinzième siècle, d'où venait-elle? Existait-elle antérieurement en Amérique? Non, car elle s'y développa à la même époque. Comment expliquer encore la maladie dont l'inoculation sert de préservatif contre la petite vérole?

Pourtant la nature du choléra est une question sur laquelle beaucoup de médecins s'arrêtent et s'évertuent de bonne foi. Examinez les écrits faits sur se sujet, vous verrez que les auteurs en général ne croiraient pas avoir traité entièrement de la maladie, s'ils ne faisaient un chapitre sur sa nature.

Assurément si nous avions quelques notions sur la maladie, nous serions en meilleure position pour empêcher le développement du mal et pour le guérir; mais si le plus simple phénomène physique ou chimique est difficile à expliquer, à plus forte raison un phénomène morbide aussi étrange que le choléra : expliquez-moi *l'élasticité;* vous me direz bien que c'est la propriété qu'ont les molécules d'un corps de s'écarter les unes des autres, puis de se rapprocher; mais ce n'est là que l'expression du phénomène lui-même en des termes différents. De même vous direz que les combinaisons chimiques dépendent de l'affinité, mais il faudrait aller plus loin, et me dévoiler la nature du phénomène.

Il est pourtant certaines maladies à l'égard desquelles la science possède quelques données, la goutte par exemple, et encore mieux la gravelle; on sait que les personnes qui font usage d'une nour-

riture très-succulente, les gourmands, sont principalement disposées à cette dernière : aussi en les
mettant au régime végétal, en leur faisant prendre
des dissolvants de l'acide urique, le médecin ar-
rivera à vaincre la maladie. Ce sont bien là des
caractères qui tiennent à la nature intime de la
maladie ; mais aussi la gravelle se distingue des autres maladies, elle est pleinement dans le domaine
de la science. Mais si l'on demande la nature des
fièvres intermittentes, le médecin de bonne foi
répondra qu'il ne la connaît pas. Il pourra bien dire
que très-probablement elles sont produites par une
certaine altération de l'air, et chez les individus
prédisposés. Mais quelle est cette substance qui vi-
cie l'air. Est-ce le gaz hydrogène carboné ? Sont-ce
des miasmes ? Qui le sait ? Examinez les fièvres
graves, quelque physiologiste que vous soyez, il
vous faudra convenir que presque tous leurs phénomènes vous sont inconnus. De même nous connaissons bien les circonstances qui favorisent le
développement du typhus, des fièvres pernicieuses,
mais qui pourrait dire le véritable mode de l'altération qu'elles apportent dans l'économie animale.

Pourtant, messieurs, l'Académie de Médecine,
dont au reste j'ai l'honneur d'être membre, n'a pas
craint de proposer une définition de la nature du
choléra. Elle a dit : « *C'est une altération profonde
» de l'innervation, avec un mode particulier de l'état
» catarrhal.* »

Bien que donnée par le corps médical le plus respectable de la France, cette définition n'a pas fait, et ne pouvait pas faire fortune. En Angleterre, j'ai eu le désagrément de la voir bafouer dans certains journaux, où elle était qualifiée de *solemn non-sens*. A Paris, elle a été pulvérisée, ainsi que le rapport qu'elle accompagne, par un critique aussi sage dans la pensée que dans le style. Et vous, messieurs, avec qui nous avons laborieusement étudié tous les phénomènes de ce mal bizarre et cruel, en les suivant pas à pas dans chaque fonction, trouvez-vous que cette définition vous satisfasse, ou qu'elle ajoute quelque chose à vos connaissances ; ne trouvez-vous pas, au contraire, qu'elle est tout-à-fait incomplète, insuffisante, et surtout d'un vague insupportable ?

Eh quoi! vous voyez un cholérique dans une grande faiblesse, dans de vives souffrances, et vous me dites qu'il a une *altération profonde du système nerveux*. Mais je le vois aussi bien que vous, et chacun le verra comme nous. Si vous prétendez m'instruire, comme c'est votre devoir de le faire, puisque vous êtes consultés par le gouvernement, apprenez-moi quel est le genre de cette altération, et alors je vous rendrai grâces, car vous m'aurez réellement éclairé.

Quant à la seconde partie de la définition, « *avec un mode particulier de l'état catarrhal,* » elle me paraît non moins incompréhensible. L'état catarrhal est une inflammation qui s'accompagne d'une série de sécrétions d'abord séreuses, puis visqueuses jaunâtres, puis jaunâtres verdâtres, etc. ; or, je demande si la sécrétion intestinale du choléra a quelque rapport avec ce genre de sécrétion. N'est-ce pas plutôt une simple transsudation de la sérosité du sang?

D'après ce triste résultat des tentatives faites par le corps médical le plus respectable pour arriver à une définition, il est évident que personne ne peut rien dire sur la nature du choléra. Pour avoir une bonne explication de cette épidémie, il faudrait que la physiologie fût plus avancée, qu'aucun phénomène de la vie ne fût inconnu dans sa nature. Si nous connaissions bien les lois qui président à la nutrition, à la circulation et aux sécrétions nous pourrions peut-être expliquer les altérations de ces phénomènes, et, par suite, la nature du choléra comme celle des autres maladies.

J'avais espéré, messieurs, pouvoir terminer aujourd'hui ces séances sur le choléra, mais je suis dans la nécessité de vous présenter quelques réflexions dernières sur la propagation de l'épidémie; je réclame donc votre attention pour une séance encore. (*Applaudissements.*)

M. MAGENDIE, *Professeur.*

(Second trimestre de 1832.)

Onzième leçon

SUR

LE CHOLÉRA-MORBUS.

MESSIEURS,

Nous avons vu dans la dernière séance qu'il n'y a point de moyens certains d'éviter les atteintes de l'épidémie, que toutes les substances, recettes, etc., conseillées comme préservatives, ne méritent aucune confiance, puisque le choléra s'est développé dans les lieux même où se fabriquent ces substances.

Nous nous sommes aussi occupé de la cause du choléra, et nous avons reconnu qu'il est impossible d'en assigner une évidente ni même probable, que nous sommes au contraire dans une ignorance profonde à cet égard.

Nous avons ensuite parlé de ce que les médecins appellent la nature de la maladie, et nous avons dit qu'elle n'est point connue, que seulement on a exprimé les symptômes même de la maladie en des termes différents. Pour nous, la véritable nature du choléra, si elle était connue, serait l'appréciation physique ou physiologique des phénomènes principaux qui constituent la maladie, par exemple l'altération du sang ou du système nerveux, et le caractère particulier appréciable aux sens de cette altération.

Vous avez pu voir dans les leçons que nous avons faites, que notre objet principal était non seulement de faire un cours pratique du choléra, mais d'en offrir une sorte de physiologie pathologique. En effet, c'est en étudiant successivement toutes les fonctions, en recherchant quelles lésions elles éprouvent, que nous sommes arrivés à quelques connaissances précises sur la maladie. Comme nous étions dans la position la plus favorable, et que le zèle ne nous a pas manqué, nous avons pu faire une physiologie du choléra, physiologie bien différente de celle qu'une certaine secte prétend appliquer à la médecine, et dans laquelle elle s'attache à une seule idée, dont elle déduit jusqu'à l'absurde nombre de conséquences forcées.

Ayant accompli cette tâche, ayant successivement examiné l'état des diverses fonctions de l'économie dans le choléra, nous pourrions nous dispenser de rien ajouter. Nous pourrions éviter aujourd'hui les questions qui ne mènent à rien, c'est-à-dire qui ne conduisent qu'à des conséquences négatives, comme nous l'avons fait dans les précédentes leçons.

Nous n'avons examiné qu'en passant, et nous ne croyons pas devoir examiner avec plus de soin aujourd'hui, si le choléra est une inflammation du tube intestinal. En effet le sens du mot *inflammation* varie suivant les écoles et les doctrines : en niant l'inflammation, nous satisferions quelques personnes ; en l'admettant, nous jetterions un grand nombre d'esprits dans le vague.

Cette question me paraît être du ressort d'ouvrages spéciaux ; pourtant je dirai qu'il est impossible de voir dans le choléra une affection inflammatoire du canal intestinal. Dans les animaux compliqués qui composent la classe dont l'homme fait partie, le tube digestif joue un rôle secondaire, et c'est une erreur grossière que de s'imaginer que cet organe est le siége de la plupart des maladies. Si l'on avait affaire à un polype, qui n'est lui-même qu'un simple canal digestif, sans doute qu'il faudrait y chercher le siége de la maladie. Mais dans l'homme, l'appareil de la digestion, et spécialement la muqueuse de l'estomac ou des intestins, est loin d'avoir cette importance : ses fonctions sont subordonnées aux grandes fonctions vitales, telles que la circulation, la respiration, et à cet ensemble de phénomènes que nous nommons fonctions du système nerveux, tellement que le canal alimentaire peut être gravement altéré, transformé dans son tissu, couvert de pustules, de végétations, d'ulcères, chez des individus qui pourtant vivent plusieurs années dans cet état. J'en ai vu des exemples. Assurément le canal intestinal participe aux lésions générales, il s'altère surtout au déclin de la maladie ; mais on ne peut admettre qu'il en est le premier et le principal point de départ : c'est dans le système nerveux, c'est dans les fonctions générales qu'il faut chercher l'origine et le siége des maladies graves.

J'arrive, messieurs, à une autre et dernière question, que nous traiterons fort rapidement, car elle ne peut être discutée à l'aide d'expériences et de preuves immédiates : je veux parler de la propagation de la maladie, du phénomène remarquable par lequel la maladie développée dans l'Inde s'est montrée successivement dans les contrées du nord et dans les climats tempérés.

Dans le sens métaphorique, *propagation* indique que le mal s'est mis en marche, a traversé les diverses contrées d'Asie, s'est avancé vers le nord de l'Europe, puis a gagné divers pays jusqu'aux rives de la Seine. Cette expression est vraie en ce sens que le mal n'a pas d'existence par lui-même, et n'est sensible que par les caractères pathologiques des individus qui en sont atteints. Ainsi donc, dire

que le mal s'est propagé dans tel et tel pays, c'est
dire qu'à des époques plus ou moins rapprochées, il
a été vu dans divers pays. Cette définition était nécessaire, car il faut établir directement que la maladie ne se développe pas, ne se gagne pas comme
une maladie contagieuse.

Ainsi, voilà une maladie nouvelle qui, développ-
pée dans l'Inde, s'est successivement montrée sans
cause appréciable, pour ainsi dire, sur tous les
points du globe, mais avec une lenteur qui déjoue
toutes les explications; car remarquez que s'il y
avait propagation par contact ou autrement, elle
n'aurait pas mis quinze ans à venir jusqu'à nous :
les communications entre l'Inde et l'europe sont
trop fréquentes. J'ai dit une maladie nouvelle, car
on ne peut dire que le choléra décrit par les auteurs ressemble à celui que nous observons. Il
est facile de s'en convaincre.

L'épidémie arrivée à Paris a éclaté tout-à-coup
sans qu'on puisse dire par quelles raisons. Assurément, les personnes qui veulent des explications
pourront en trouver; les unes diront qu'elle est
venue avec le vent du nord-est, qui en a transporté le
principe du nord de l'Angleterre; d'autres diront
qu'elle a été produite par des émanations terres-
tres ou des animalcules venus de pays portés, comme
les dieux du paganisme, sur les nuages ; ou bien
qu'elle est née d'un état électrique de l'atmosphère
ou de la présence de marchandises infectées de

germes contagieux. Mais il ne suffit pas d'avancer de pareilles assertions, il faudrait les asseoir sur des preuves. Que ceux qui pensent que le choléra a été transporté par l'air expliquent comment il se fait que le vent, qui, à cette époque, avait une rapidité de huit lieues à l'heure, ce qui résulte des observations faites alors à l'Observatoire de Paris, comment il se fait, dis-je, que ce vent qui soufflait sur plusieurs contrées à la fois, ait développé le choléra exclusivement à Paris et non ailleurs ; comment encore il ne l'a pas développé dans le pays situé entre Paris et les côtes d'Angleterre ; ni cette explication, ni les autres ne sont admissibles.

Pourtant cette question, quoique fort difficile, pourrait être abordée, je crois, à l'aide des connaissances et des moyens d'investigation que nous possédons aujourd'hui. Je conçois que dans l'antiquité, et même encore à deux cents ans de nous, les médecins se soient jetés dans le vague des causes finales : les sciences alors étaient à leur naissance ; mais aujourd'hui qu'elles ont grandi, qu'elles brillent avec éclat, les savants possèdent des moyens propres à étudier les phénomènes les plus délicats. Si les hommes de l'Europe les plus distingués dans les sciences chimiques, physiques et physiologiques, se réunissaient en congrès, s'ils apportaient en commun leurs connaissances et leurs observations, il en résulterait un faisceau de lumières capables peut-être d'éclairer l'origine de l'épidémie et les procédés de sa propagation. Mais si des savants, livrés à l'étude spéciale des sciences naturelles, accoutumés à la rigueur des expériences et à la sévérité des déductions ne parvenaient pas à saisir de tels phénomènes, assurément ce ne sont pas des médecins livrés à la pratique de leur art, et dépourvus des moyens de précision, qui pourraient y parvenir.

Le développement subit et simultané de l'épidémie dans tous les quartiers de la capitale est un événement tout-à-fait inexplicable. Je défie d'en proposer une raison plausible ; je défie encore de dire pourquoi depuis trois ou quatre jours la maladie a repris une intensité nouvelle. On pourra bien répondre que le temps est plus froid, plus humide, qu'on mange plus de fruits ; mais la preuve que c'en est la cause ? L'épidémie peut reparaître dans trois mois avec une force nouvelle, vous n'aurez plus les mêmes raisons à donner.

Il existe, messieurs, des hommes plus habiles que nous, hommes connus sous le nom de *contagionistes*. Ces personnes ont l'immense avantage de connaître les causes qui font que la maladie née dans l'Inde s'est lentement avancée vers le nord de l'Europe pour gagner l'Angleterre et la France ; et ces personnes sont parvenues à rendre leur opinion légale pour toute l'Europe, et même pour le monde civilisé

En effet, il y a quelques années, une loi fut rendue en France qui consacra la doctrine de la contagion, et prescrivit des mesures sanitaires sous les peines les plus sévères, même sous peine de mort. Et cette loi est en vigueur !

Dans cette doctrine, on explique comment l'épidémie est arrivée de l'Inde à Paris. Elle a été, dit-on, apportée par des voyageurs, par des caravanes, par des vaisseaux, ou des marchandises qui en contenaient *le germe*. Cette expression de *germe*, messieurs, je ne l'emploie pas au hasard, c'est l'expression consacrée par la loi sanitaire ; et cette expression mérite d'être discutée, car c'est pour empêcher l'arrivée de ces êtres subtils, de ces moffettes insaisissables appelées germes que les moyens d'isolement, les lazarets, les cordons sanitaires, les quarantaines sont mis en usage.

D'abord, je demanderai quels sont ces germes, et sur quoi leur existence est établie. C'est une chose curieuse que de voir des personnes raisonnables parler de ces germes, comme si c'était des êtres avérés, des corps dont l'existence fût connue de tout le monde, et prouvée par des expériences sans réplique. Un certain M. Papon, qui écrivait au commencement de la révolution française l'histoire de la peste, et qui avait le désir louable d'empêcher que des malheurs semblables à l'épidémie de Marseille reparussent en Europe, a merveilleusement traité de ces germes ; il va même jusqu'à indiquer dans leurs moindres détails les moyens de les détruire. Dans sa vaste prévoyance, il ne se fait point faute de mesures sévères, car il ne trouve pas mauvais qu'une ville où il *existe des germes* soit cernée rigoureusement, et qu'au besoin même elle soit détruite ainsi que ses habitants, afin d'anéantir avec eux les semences de contagion.

Cet auteur, tant est grande sa conviction, n'a pas même la pensée de se demander si ces germes existent, s'ils peuvent adhérer aux marchandises, aux personnes. Il ne traite pas le moins du monde cette question, mais toujours des moyens de détruire les germes et d'empêcher leur propagation. Pourtant le développement des pestes par des germes contagieux serait un fait scientifique des plus curieux et permettant des preuves directes et expérimentales aussi bien que l'inoculation de la petite vérole, aussi bien que la vaccine, aussi bien que la contagion de la siphilis.

Eh bien, messieurs, les auteurs du code sanitaire connaissaient aussi l'existence de ces germes des maladies contagieuses, ils en connaissaient même les diversités, car ils les ont rangées en cinq espèces : ceux de la peste d'orient, ceux du choléra-morbus, ceux de la lèpre, ceux de la fièvre jaune et ceux du typhus. Sur ce nombre de maladies pourtant, il en est quatre dont la contagion est au moins douteuse ; mais les réglements sanitaires n'ont point de doute : ils savent que ces germes sont contagieux, qu'ils seront détruits si pendant quelque temps les marchandises restent exposées à l'air ou à des vapeurs de soufre ou de chlore, etc., si elles sont trempées dans le vinaigre. Ces germes, selon la doctrine, peuvent rester long-temps cachés dans le sein de la laine, du cuir, du coton, etc., etc., et *éclore* au bout de six mois, un an, et même plus. Alors on dit que ces germes ont été *couvés*, et qu'ils ont *éclos* après un certain temps d'*incubation*. Ainsi, voilà des germes de contagion, dont l'existence est connue, qui peuvent s'attacher à telle ou telle marchandise, car la nature de la marchandise n'est pas indifférente; les voilà qui peuvent être couvés, puis éclore et enfin développer des maladies. Si donc une maladie se développe long-temps après l'arrivée de certaines marchandises, on dit : les germes ont été couvés; si elles se développe à une époque rapprochée de l'arrivée, on dit : les germes n'ont pas eu besoin d'incubation, ils sont éclos de suite. Ne trouvez-vous pas, messieurs, qu'il y a dans cette doctrine beaucoup de métaphores et peu de faits, et qu'elle se prêterait admirablement à toutes les illusions d'un esprit prévenu, qui craindrait de recourir aux preuves directes, physiques?

Si j'étais appelé à donner à cet égard un avis scientifique, je dirais qu'il faut s'attacher à savoir si réellement ces germes existent, car personne ne connaît leurs caractères, personne même ne peut apporter des preuves satisfaisantes de leur existence. Demandez à ces contagionistes des preuves de l'existence de ces germes, vous les verrez embarrassés, ou même ne pas répondre, car ils ne discutent pas volontiers. J'ai eu plusieurs fois occasion de remarquer leur mauvaise humeur dans les discussions, où je m'efforçais de les ramener sur le terrain du positif. Et il est des pays où le gouvernement ne vous voit pas d'un œil favorable, si vous n'êtes pas partisan de la doctrine de la contagion. (On rit).

On pourrait demander aux partisans des germes comment il se fait que le choléra a mis quinze ans à venir de l'Inde en Angleterre, et comment il n'a point infecté les pays intermédiaires ; comment il a passé de Hambourg à Sunderland sans attaquer la Hollande, comment de l'Angleterre il est venu à Paris sautant par-dessus tout le pays qui s'étend jusqu'à la côte ? Là assurément les communications ne manquent pas. La réponse est difficile.

Étant à Sunderland, je fis des recherches sur le prétendu vaisseau qui avait apporté le choléra de Hambourg : après tous les récits divers que j'entendis, il m'eût été impossible de résumer quelque chose de clair ; je ne trouvai pas deux personnes qui fussent d'accord. On prétendait d'abord qu'il y avait des malades à bord, puis on s'assura du contraire ; ensuite, le bâtiment n'avait pas fait quarantaine. c'était une erreur ; il en avait fait une ; puis du linge *infecté* avait été envoyé à une blanchisseuse, laquelle était morte du choléra, et cette blanchisseuse n'était pas morte, mais une vieille femme dans une maison voisine : j'ai recueilli encore bien d'autres récits, qui bientôt se trouvaient démentis.

Quant à moi, messieurs, je vis parmi les cholériques depuis plusieurs mois, je suis en contact avec eux et le jour et la nuit, j'ai fait de ma main une centaine d'autopsie, j'ai passé des journées entières soit dans mes salles et à l'amphythéátre, et je n'ai pas vu une seule circonstance qui puisse me faire soupçonner la contagion. J'ai vu des maladies contagieuses, et si je remarquais dans le choléra quelque chose qui pût me donner des doutes sur la contagion, je n'hésiterais pas à le dire. La contagion est un phénomène naturel, qui s'observe journellement dans plusieurs maladies : pourquoi ne le proclamerais-je pas, si je l'avais remarqué. Je dis plus. si la contagion existait il y aurait profit pour l'humanité. car il y aurait des moyens de s'en garantir. ainsi que cela se voit pour toutes les maladies contagieuses.

J'ai vu, en 1815, à l'hospice de la Salpétrière et dans d'autres lieux où étaient admis les soldats malades. la contagion du typhus ; je ne l'ai pas vu transporter d'un endroit à l'autre. mais j'ai vu des élèves venir à l'hôpital une seule fois, et rentrer chez eux avec le typhus. Nombre de mes confrères et des centaines d'étudiants en médecine périrent. La contagion était là bien évidente; mais il ne s'est heureusement passé rien de semblable pour le choléra, nous n'avons pas vu que personne l'ait contracté pour avoir eu des rapports avec des cholériques. Je ne prétends pas dire qu'on se préserve du choléra en soignant des cholériques, mais je défie de citer aucun fait de contagion bien réel. Au début de la maladie, quelques médecins, craignant la contagion ou s'en croyant déjà frappés, se sont trouvés dans l'obligation de suspendre leur service : ils ont bien fait, car, effrayé ou malade, un médecin est moins propre à remplir ses graves fonctions, et plus apte à contracter la maladie. Un seul médecin de l'hôpital a été assez gravement indisposé; il s'est fait saigner et n'est pas encore rétabli, car le moindre danger de la saignée est de prolonger la maladie; parmi les religieuses deux ont été malades, une seule a succombé. Parmi les infirmiers, il y a eu quelques malades et peu de morts; quant aux étudiants en médecine, quelques-uns seulement ont succombé : cependant ils ont montré un zèle admirable. Moi-même, au moment où l'épidémie était la plus intense, j'ai vécu au milieu des cholériques, j'allais trois et quatre fois par jour et même la nuit à l'hôpital, et pourtant je n'ai rien éprouvé qui ressemblât à l'influence épidémique, si ce n'est quelques effets passagers et surtout des éblouissements subits, avec un sentiment de faiblesse et d'insensibilité dans les jambes ; mais ces sensations désagréables passaient comme l'éclair et ne s'expliquent pas plus que la maladie.

On a cité comme preuve de contagion des époux tombés malades successivement ; un tel fait ne prouve rien , car la cause , quelle qu'elle soit, qui fait succomber l'un existe aussi pour l'autre. On a cité des individus, demeurant dans la même maison , tombés malades les uns après les autres, des maisons entières vidées ainsi par l'effet du choléra. Ces faits ne prouvent pas la contagion, car la cause agit sur tous les habitants d'une maison, et l'on ne voit pas pourquoi tous ne tomberaient pas malades. D'ailleurs, je pourrais citer beaucoup de maisons où il n'y a eu qu'un seul malade : ainsi, dans la mienne une seule personne, femme de chambre, a été atteinte, et a succombé. Aucun autre habitant n'a été frappé.

Pourquoi certains individus sont-ils pris par l'épidémie à l'exclusion des autres? Cette question n'embarrasse pas les contagionistes ; il disent, pour être atteint par la contagion, il faut être dans une *disposition particulière.* Disposition particulière ! Demandez à ces messieurs l'explication de ces mots, vous attendrez long-temps la réponse. Ainsi telle personne aura le choléra, si elle est dans *une disposition particulière,* mais cette disposition dites-nous donc en quoi elle consiste ! Ce n'est pas tout, outre la disposition particulière de l'individu, on ajoute qu'il faut encore une *disposition particulière* de l'atmosphère, et cette seconde disposition est aussi obscure que la précédente. De pareilles phrases n'apprennent rien, et ne signifient autre chose, pour tout esprit ami de la vérité, sinon que nous ignorons complétement comment se propage et se perpétue le choléra. C'est là le fait de toute doctrine, de tout système. Examinez de près; serrez votre argumentation, et vous trouverez au fond : *ignorance.* Quiconque invente ou adopte une doctrine avoue, bien à son insu sans doute, qu'il *ne sait pas,* car le véritable sens de doctrine, c'est *ne pas savoir.*

A Sunderland, le choléra a surtout exercé ses ravages dans plusieurs rues étroites qui longent la rivière, peuplées par un nombre considérable de malheureux dans une profonde misère. Pour expliquer cela, plusieurs médecins contagionistes disaient qu'il y avait là une disposition particulière de l'atmosphère, mais cette disposition ils ne pouvaient la définir. Moi je notais le fait, et je disais que j'en ignorais la raison ou les raisons. Ce que nous disions les uns et les autres n'avait-il pas la même valeur?

Ainsi, on ne connaît pas les causes de propagation de cette maladie. L'influence des rivières s'est fait sentir en beaucoup de pays, mais cette influence n'a pas été générale ; il en est de même des remarques relatives à la nature du sol. Aujourd'hui chacun devient plus réservé sur tout ce qui se rapporte au choléra ; je le remarque même dans une instruction récente de l'Académie de Médecine.

N'est-ce pas là, messieurs, un progrès, un véritable et important progrès ; car dès qu'un homme reconnaît ne rien savoir, qu'il abandonne ses doctrines, il s'occupera peut-être de faire des recherches, et, s'il a du génie et l'esprit d'investigation, il pourra agrandir tout-à-coup le champ de la science par quelque importante découverte, tandis que s'il croit savoir, ou, ce qui revient au même, s'il a adopté une doctrine, il demeure paisible dans son ignorance, et la science n'a rien à espérer de lui.

Toutefois, la doctrine de la contagion règne sur presque tous les points du globe, mais particulièrement en Europe, où elle produit les plus fâcheux résultats, en mettant des obstacles les plus dispendieux aux relations commerciales, en augmentant, sans motifs que la raison puisse avouer, les dépenses des gouvernements. Dans notre pays elle a été sanctionnée par une loi du 3 mars 1822. Il existe un code sanitaire aussi sévère que le code criminel. Par exemple, un soldat en faction pour mesure sanitaire, enfreint-il sa consigne, il est puni de mort; tout individu qui franchit et viole le cordon sanitaire est puni de mort. Et s'il était vrai, messieurs, que toute cette doctrine de la contagion est fondée sur l'ignorance, la loi qui la sanctionne serait-elle exécutable? Non, sans doute, elle serait frappée de réprobation. Rappelez-vous ce qui s'est passé en Europe à l'occasion des mesures sanitaires, rappelez-vous les massacres de Saint-Pétersbourg, de Hongrie, etc., et vous reconnaîtrez qu'une telle législation a été cent fois plus nuisible que favorable.

Cette vérité a sans doute été sentie par notre gouvernement, car je dirai hautement à sa louange qu'il n'a presque point été question de la loi sanitaire, dont il aurait été si facile d'abuser. Sous ce rapport, c'est un bonheur pour la France que l'épidémie ait débuté par frapper la capitale. Sans cela l'administration aurait été forcée de prendre des mesures pour tranquilliser les esprits, et ces mesures auraient pu devenir désastreuses.

Alors même que l'existence des germes serait constatée, que la contagion serait démontrée, je dirais encore que les mesures sanitaires sont sans objet Quelque nombreuses, quelque vigoureuses que soient ces mesures, passez les lettres au vinaigre, empêchez l'arrivée des navires, établissez des cordons, vous ne pourrez pas faire si bien que rien ne passe. J'en pourrais citer un exemple remarquable.

Avant que le choléra eût éclaté à Paris, il existait un conseil supérieur de santé chargé de proposer des mesures pour prévenir son invasion; déjà l'on observait à la frontière du nord un certain nombre de précautions ; par exemple , les lettres des pays infectés devaient être trempées dans le vinaigre ; pourtant on apporta un jour au sein du conseil une lettre qui n'avait pas été purifiée. Dans cette réunion d'hommes honorables, mais la plupart étrangers à la médecine, on croit fermement à la contagion : jugez du scandale que cette lettre vierge dut causer. C'était à qui n'y toucherait point , et l'on était sur le point de se demander si le conseil ne devait pas se mettre en séquestration. J'ignore si elle fut ouverte. C'est un fait fort curieux qui , par bonheur, n'est pas parvenu à la connaissance des journaux de l'epoque.

Rien de plus facile, au reste , que de trouver dans les réglements sanitaires des mesures absurdes et contradictoires. Ainsi quand le choléra était à Sunderland, un réglement ordonnait en France la quarantaine à tout bâtiment venu de cette ville, et laissait passer sans obstacle les voyageurs qui en venaient par terre : pourtant on sait que l'on voyage rapidement en Angleterre. Ainsi moi, qui venais de vivre au milieu des malades à Sunderland, si j'étais parti sur un bâtiment, j'aurais fait une quarantaine; j'en ai été affranchi parce que j'avais pris la diligence.

Bien qu'il existe des réglements sanitaires, des magistrats pour les appliquer , souvent ils sont inexécutables. A Calais, par exemple, il n'y avait, lors de mon passage, point de lazaret, point de lieu propre à faire quarantaine, et cependant elle était soi-disant en vigueur.

Les mesures sanitaires, je le répète, sont sans objet, si elles sont envisagées physiquement comme obstacles à la propagation d'une maladie contagieuse. Il y a des gens qui franchiront un cordon sanitaire pour le seul plaisir de le franchir; le factionnaire leur tirera un coup de fusil : eh bien, ce sera pour eux un plaisir de plus d'échapper à ce danger; et puis, lorsqu'il existe des cordons sanitaires, les marchandises deviennent plus chères, et les contrebandiers, pour en tirer profit, ne manquent pas de faire de fréquents voyages malgré la plus active surveillance. Lorsqu'on plaça aux Pyrénées un cordon, qui à vrai dire était politique plutôt que médical, l'année suivante je visitai les lieux où les postes avaient été placés ; on me montra certains endroits, dans les gorges les plus élevées, où passaient les contrebandiers. Je demandai si ces chemins étaient habituellement fréquentés : on me répondit qu'ils ne l'avaient été que pendant l'existence du cordon ; ce cordon sanitaire était donc parfaitement inutile, et si la fièvre jaune eût été une maladie contagieuse et transportable par des hommes ou des marchandises, il n'aurait pas retardé d'un jour son importation en France. Pour isoler complétement un pays infecté, il faudrait pouvoir agir comme les chimistes le font à l'égard des gaz, le couvrir d'une immense cloche de verre, et jeter à l'entour une vaste mer de mercure ; peut-être on y parviendrait de cette manière : peut-être, car les chimistes, malgré ces précautions, ne peuvent pas toujours empêcher que quelques parties du gaz ne se répandent dans le laboratoire.

Ainsi, en admettant la contagion, en admettant l'existence de germes susceptibles d'être transportés, couvés et développés après un temps plus ou moins long, je ne crains pas de dire qu'il n'est pas en notre pouvoir d'en empêcher la propagation.

L'administration , dont le principal devoir est de faire exécuter les lois , a aussi pour tâche honorable d'en solliciter les modifications quand elles deviennent nécessaires; l'administration , dis-je, a besoin d'être éclairée sur ces questions délicates , mais c'est aux médecins à lui soumettre leurs lumières, c'est à eux à montrer ce qu'il y a d'absurde dans la législation sanitaire.

En résumé, nous sommes autorisés à conclure que le choléra n'est pas une maladie contagieuse, nous pouvons dire au moins qu'aucun fait, aucune circonstance ne prouve la contagion. Ce que je dis du choléra, je peux le dire de la fièvre jaune, et à plus forte raison de la lèpre : je ne sais pas si même il existe quelqu'un qui croie à la contagion de cette dernière maladie. Quant au typhus, il est contagieux lorsque les malades sont accumulés, quand le malheur , la misère, la famine et tous les maux de la guerre pèsent sur un pays; mais ce n'est pas une maladie qui puisse, à l'aide de germes, se propager d'un lieu à un autre. Quant à la peste d'Orient, qui ravagea Marseille en 1720, il n'est pas présumable que ce soient les lazarets qui nous en ont garantis depuis cette époque. Les relations entre les contrées où la peste est endémique et les nôtres sont trop fréquentes, trop diverses, pour qu'on puisse supposer que s'il pouvait arriver de ce pays des germes capables de développer cette maladie, il n'en fût pas venu depuis 1720. Au reste, sans parler de la contrebande et de la puissance de l'or, ceux qui connaissent les lazarets, et qui y ont subi les longues et dispendieuses quarantaines, savent combien il est facile de faire passer des lettres, et de déroger en plusieurs points aux réglements.

Vous allez sans doute me demander, messieurs, avant que je termine, si l'épidémie meurtrière qui vient de décimer notre espèce est un fléau passager, comme la peste noire, ou bien si c'est un nouveau mal, qui, tel que la variole, la siphilis, etc., est venu s'établir parmi les hommes pour accroître leur misère pendant un temps indéfini? Je répondrai, comme je n'ai été que trop souvent forcé de le faire : *Je n'en sais rien.* Mais si nous en jugeons par l'histoire du passé, le choléra ayant plus de ressemblance avec les pestes temporaires qu'avec des maladies du genre de la variole, il est probable qu'après en avoir été cruellement éprouvés,

nous serons entièrement débarrassés de ce redoutable fleau.

Là se bornent, messieurs, les considérations que
j'avais à vous soumettre sur le choléra. J'aurais
souhaité pouvoir vous annoncer, en terminant le
semestre, que l'épidémie avait disparu de la capitale, mais depuis deux ou trois jours elle a repris
une activité nouvelle. Espérons pourtant que ses
nouveaux progrès n'auront point de suite, et que
bientôt elle finira par disparaître. Quoi qu'il en
soit, mon devoir et mon goût me portent à des recherches nouvelles, et je prends l'engagement de
vous faire connaître au commencement du cours
de l'année prochaine tout ce que l'expérience et
l'étude pourront m'avoir appris sur ce triste mais
intéressant sujet. (*Applaudissements prolongés.*)

FIN DU COURS.